L'objet *a*

110, boulevard Raspail, 75006 Paris
epel.paris@wanadoo.fr
www.epel-edition.com

Diffusion ToThèmes
3, allée des Genêts
91220 Le Plessis-Paté
01 60 84 78 01 – 06 15 61 70 24
thierrydpdp@aol.com

Distribution Sodis
Paris, France

ISSN : 1969-5683
ISBN : 978-2-35427-026-1

Dépôt légal : mars 2016

Guy Le Gaufey

L'objet *a*

Approches de l'invention de Lacan

EPEL

Avant-propos

Le texte que l'on va lire a été écrit voilà plus de quinze ans, et a pris corps à la suite d'un travail de cartel commencé, lui, au tout début des années 1990. J'avais alors proposé à Cécile Drouet, Daniel Roquefort et Jean-Louis Meurant de nous réunir régulièrement afin d'accomplir une tâche précise : recenser méthodiquement dans certains séminaires de Jacques Lacan tous les passages dans lesquels se trouvait utilisée l'expression « objet *a* », en partant des *Formations de l'inconscient* avec son « objet métonymique » pour aller jusqu'à *L'angoisse* où j'estimais que ce concept avait atteint sa vitesse de croisière avec son objet *a* « cause du désir » (cela en dépit de nombreuses modifications et compléments ultérieurs, que nous laissions délibérément hors champ). Nous effectuâmes ce travail avec minutie et persévérance, vite récompensés par une meilleure perception du parcours suivi par Lacan dans son « invention » – le terme, tardif[1], est de lui – de cet « objet *a* » qui, au regard de l'intelligence qu'on pouvait en avoir, restait pris dans le fouillis des séminaires où la diversité des thèmes, la multiplicité des références et les aléas de la parole magistrale laissaient ce curieux « objet » dans une confusion propice aux erreurs de lecture. À suivre ainsi Lacan pas à pas, il devenait clair qu'il avait pas mal

1. Jacques Lacan, *Les non-dupes errent*, 9 avril 1974.

barboté avant de pouvoir nommer ainsi ce qu'il poursuivait, depuis longtemps déjà, sur les chemins de la « chose freudienne ».

J'ai pris plus tard appui sur ce patient travail collectif pour lui donner la forme d'un séminaire personnel, en fonction d'une méthode de lecture que j'expérimentais par ailleurs en écrivant des livres comme *L'incomplétude du symbolique* ou *L'éviction de l'origine*. J'estimais – j'estime toujours – qu'on dégage mieux les enjeux d'un texte théorique en introduisant de-ci de-là, avec précaution et réflexion, quelques leviers extérieurs que l'auteur qu'on a choisi de commenter n'a guère eu l'idée ou l'opportunité de convoquer, pour autant du moins qu'ils permettent de révéler son projet en évitant de succomber au pouvoir de suggestion de son texte, parfois quasi hypnotique. Ayant déjà eu l'occasion de m'intéresser de près à la relique afin de donner son relief à l'objet phobique, il était clair pour moi que cette même relique, consubstantiellement liée au miracle, offrait une appréhension de l'objet métonymique dans sa conjonction au phallus tel que le présentait alors Lacan ; la notion de variable, éclairée par Quine, ouvrait, quant à elle, à l'étrange statut existentiel de l'objet *a* dans son lien fantasmatique au sujet dit « barré ». Les inventions du point de fuite en perspective (Brunelleschi), du zéro en algèbre (Stevin), ou du papier-monnaie au XVIIIe siècle fournissaient des équivalents structuraux d'un tel élément perturbateur dans de tout autres systèmes symboliques. Il suffisait donc de montrer d'abord clairement ce que Lacan prenait à Freud pour mener à bien sa construction, puis de mettre en place ces éclairages latéraux étrangers les uns aux autres pour apporter à cet objet paradoxal une dispersion de références susceptibles de rendre sensible aux différentes facettes de sa consistance, qu'un seul commentaire du texte lacanien, aussi fouillé soit-il, ne me paraissait pas à même d'offrir. Je me mis à la tâche.

Je dois ici donner quelques explications sur la forme que cette activité de séminaire en était venue à prendre pour moi à cette époque. De 1985 à 1989, j'avais tenu chaque année un séminaire régulier, tous les quinze jours, comme beaucoup le faisaient à cette époque, sous l'égide de la toute jeune *École lacanienne de psychanalyse*. Une vingtaine, une trentaine de personnes assistaient à ces séances que j'avais plaisir à préparer et à tenir. Chaque préparation – une dizaine de pages, soit une heure, une heure et quart de présentation, suivie d'une heure de discussion – équivalait à écrire une longue lettre à un correspondant presque anonyme, à tout le moins pluriel ; ça n'avait pas la tenue d'un livre ou d'un article qu'on lit et relit, corrige, soumet à un comité de lecture afin qu'il puisse être encore amendé. Non, la rédaction de ces pages avait quelque chose de beaucoup plus fluide. Certes, je relisais et corrigeais beaucoup, mais, en quinze jours, je n'avais ni l'envie ni le temps de peaufiner plus avant. Ce n'était jamais des notes que j'aurais commentées, mais bien des textes écrits, entre autres parce que je ne sais pas faire de plans et n'arrive à ordonner quelques idées qu'en alignant des phrases, pleines et entières. De fait, à part quelques suppressions venues au fil d'une relecture du présent texte, on va lire pratiquement ce que j'avais sous le bras au moment de partir pour chaque séance de séminaire.

Dès 1985, j'ai considéré que ce que j'avais dit au cours d'une année de séminaire avait été de la sorte rendu public, raison pour laquelle, au moment de conclure, je donnais à chaque participant une photocopie reliée des pages que j'avais lues/commentées à chaque séance. Je n'ai jamais bien su le destin de ces textes. Avec les progrès de la toile, à partir des années 2000, j'ai mis sur pied une page web à partir de laquelle il est possible de télécharger n'importe lequel des textes que j'ai pu écrire, qu'il ait été publié ou non (http://web.me.com/legaufey) ; j'y ai bien sûr ajouté ces séminaires. Par ailleurs, dès 1989, j'ai décidé de ne proposer ce genre d'activité que de façon très irrégulière, quand et seulement quand j'avais le sentiment qu'elle allait me permettre de précipiter la mise en forme d'un thème qui m'importait et pour lequel la rédaction d'un article s'annonçait insuffisante. De fait, depuis près de quinze ans maintenant, les rares séminaires que j'ai tenus ont abouti ultérieurement à la rédaction de livres qui, même lorsqu'ils reprenaient telle et telle partie de ce que j'avais pu dire, affichaient une facture bien différente de l'ensemble que j'avais pu donner à la fin de l'année à chaque participant.

Pour des raisons très circonstancielles, cela n'a pas été le cas de ce séminaire sur l'objet *a*. Une fois terminés les deux ouvrages que je tenais en suspens de 1992 à 1996[2], alors que j'assurais la direction de l'école lacanienne, je m'étais à nouveau lancé dans ce travail de rédaction d'un livre sur ce thème de l'objet selon une construction fort différente de ce qu'on va lire. Je voulais en effet montrer d'abord que l'objet *a* se mouvait dans une problématique « hors représentation » pour laquelle l'objet de la physique quantique se révélait fort instructif, puisqu'il prenait lui aussi en défaut l'esthétique transcendantale kantienne. Pour avoir lu quelques délires sur l'« inconscient quantique » et autres fantaisies de ce calibre, je m'étais refusé à seulement évoquer la chose durant le séminaire, convaincu qu'une présentation correcte de l'objet quantique, élaboré tout au long de la saga physicienne du début du XXe siècle, en appelait à de longs et détaillés récits si l'on souhaitait ne pas en rester à l'anecdote ou à l'allusion ésotérique. Je m'étais donc lancé dans l'écriture minutieuse d'un long chapitre dans lequel, de Planck à Heisenberg en passant par Einstein, Bohr, Schrödinger, Born et autres, j'aboutissais, au bout d'une soixantaine de pages et grâce à la présentation

---

2. Soit, dans l'ordre, Guy Le Gaufey, *Le lasso spéculaire. Une étude traversière de l'unité imaginaire*, Paris, Epel, 1997 ; *id.*, *Anatomie de la troisième personne*, Paris, Epel, 1999. Le premier basé sur deux séminaires tenus en 1987 et 1988 sur *Les unités imaginaires* ; le second basé sur celui tenu en 1991, *Le corps légitime*.

lumineuse de Catherine Chevalley[3], à la phrase de Niels Bohr selon laquelle le physicien quantique est, comme chacun de nous, « suspendu dans la langue ». Le deuxième chapitre aurait, lui, tout entier porté sur l'objet *a* chez Lacan, et là, le séminaire tenu aurait servi de base pour cadrer à nouveau la chose. Puis j'imaginais un troisième et dernier chapitre, tout entier à écrire, lui, sur ce qui fondait l'unité de la proposition en logique, sur cette nécessaire exclusion apte à faire tenir l'unité construite à partir d'une pluralité d'éléments symboliques discrets, certain que le cerclage imaginaire que j'avais déjà élaboré dans *Le lasso spéculaire* servirait de contrepoint idéal à la « partialité » insensée de l'objet *a*.

En janvier 2000, j'avais déjà achevé ce premier chapitre, et l'avais même corrigé après que Michel Paty, spécialiste d'Einstein et historien patenté de la physique quantique, eut accepté de le lire afin d'écarter d'éventuelles bourdes puisque, tout appuyé que j'étais sur des ouvrages aussi sérieux que celui de Abraham Pais[4], je n'étais pas à l'abri de l'erreur grossière sur des chemins aussi inhabituels. J'avais aussi largement entamé la rédaction du deuxième chapitre à partir du séminaire qu'on va lire lorsque, le 30 janvier 2000, au cours de l'assemblée générale

---

3. Catherine Chevalley, dans son édition de : Niels Bohr, *Physique atomique et connaissance humaine*, Paris, Gallimard, coll. « Folio », 1991.

4. Abraham Pais, *Niels Bohr's Times: in Physics, Philosophy and Polity*, New York, Oxford University Press, 1994.

annuelle de l'école lacanienne, j'acceptai de reprendre le mandat de directeur qui avait donc déjà été le mien quelques années auparavant. Au début de cette réunion, j'étais résolu, pour de multiples raisons dont chacune était la bonne à mes yeux, à ne pas renouer avec cette fonction, tant pour l'école que pour moi-même. Sauf qu'il advint ceci : à la fin d'une après-midi passée à refuser ce poste, je cédai à la pression amicale et m'engageai pour les quatre ans à venir. À l'instant même, je savais que le livre entamé était mort.

Quatre ans plus tard, le cœur, en effet, n'y était plus, et je pouvais inspecter les dégâts : isolé, le chapitre sur l'objet quantique qui m'avait coûté tant d'efforts (et procuré tant de plaisir à écrire !) avait un petit côté absurde. Je le rangeai dans un tiroir. Comme une mayonnaise ratée peut être employée si on en redémarre une autre, je recyclai ce que j'avais déjà écrit en guise de deuxième chapitre sur l'objet *a* (moyennant modifications, ajouts et retraits) dans ce qui, au terme de ces quatre ans, me remettait alors au travail, à savoir une lecture des formules de la sexuation. Quant au troisième chapitre sur l'unité de la proposition en logique, je l'avais perdu de vue et me demande encore, quand j'y repense, quelle folie s'était emparée de moi pour que je me sentisse à même d'en venir à bout du temps où j'avais l'ensemble en tête et comme au bout des doigts.

Et donc ce séminaire de 1995 est resté, à sa façon, en rade. Contrairement aux autres, que je ne souhaite pas éditer vu qu'ils ont été repris dans des livres que j'estime de bien meilleure facture, je me permets de le livrer ici à peu près dans l'état, au titre de l'instrument de travail qu'il prétendait être au départ. Qu'on n'y cherche donc pas un commentaire de tout ce que Lacan a pu dire de l'objet qu'il a tramé. Pas un mot ici sur la « latouse » (un des noms qu'il lui attribua au début des années 1970) ; rien sur son positionnement dans le nouage borroméen ou son excision topologique du *cross-cap* ; silence sur l'arithmétique dans laquelle il est pris tout au long de *La logique du fantasme* ; etc. Je ne voulais alors qu'*ouvrir des voies* afin que, dans l'effort pour saisir la nature de ce diable d'objet, on n'oublie pas la consistance très spéciale qu'il a charge d'assurer dans un enseignement, une théorie et une pratique tous empreints d'une négativité foncière. Par-delà le jeu de concepts forcément positifs qu'on ne peut pas ne pas mettre en branle, si l'on veut se rendre sensible à la pertinence de cette négativité, il ne reste qu'à l'inscrire dans les trouées de la musique énonciative qui soutient son approche conceptuelle, narrative ou clinique. C'est le pari de cette publication et de la diversité des thèmes qu'elle traverse.

Premières esquisses

On approchera d'abord cette période de l'enseignement de Lacan au cours de laquelle il en vint à inventer (c'est son terme, et non sans raison comme on le verra) cet « objet *a* », ou « objet *petit a* », comme l'habitude s'est prise aussi de l'énoncer.

Il est en effet d'apparition relativement tardive ; si le terme de signifiant, et plus encore le triptyque *imaginaire/symbolique/réel* sont au travail depuis le tout début de son enseignement en 1953 – connaissant d'emblée des retouches, des remaniements, des précisions, mais déjà là – le terme d'objet *a* ne se rencontre pas, dans la valeur et la signification que nous lui donnons aujourd'hui, avant le tout début des années 1960. Et contrairement à d'autres inventions ou trouvailles de Lacan, il n'est pas facile de dater cette apparition de façon simple et claire. Il n'y a pas un moment, une séance de séminaire, où Lacan donnerait en toute clarté les coordonnées minimales à partir desquelles se donnerait à penser ce que nous appelons aujourd'hui « objet *a* », et l'on peut savoir pourquoi.

L'ÉQUIVOQUE petit a/petit autre

Entre autres parce que la lettre « a », elle, est depuis longtemps en fonction, à tout le moins depuis la longue période de constitution du graphe dit « du désir », soit donc dans *Les formations de l'inconscient* où l'on voit ce graphe faire son entrée dès la première séance, et dans *Le désir et son interprétation.* Tout au long de ces séminaires, l'expression « petit a » se rencontre assez souvent avec une signification fort claire : il s'agit du « petit autre », la lettre « a » étant prélevée acrophoniquement sur « autre » comme de même A est prélevée acrophoniquement sur « grand Autre ». Et donc, avec cette lettre « a », Lacan désigne sans ambiguïté l'autre spéculaire, ce qui dans l'étape finale du graphe telle qu'on peut la lire dans les *Écrits* en vient à s'écrire « i (a) » et se trouve, à l'étage inférieur, en face de la lettre *m* qui sert à désigner le moi.

La difficulté de lecture que nous pouvons avoir, nous, lecteurs d'aujourd'hui qui en savons trop sur la suite des événements, c'est que ce petit autre est bel et bien conçu comme un objet. Plus encore : la formule du fantasme qui est restée inchangée jusqu'à la fin, à savoir $\$ \lozenge a$, fait bien apparaître ce petit a comme *objet* dans sa relation marquée du poinçon avec un sujet, le *sujet barré.*

Il faut d'abord se repérer dans ce décor changeant où les mêmes lettres servent à désigner des réalités sensiblement différentes, voire dans le cas qui nous occupe, franchement opposées. Pour le dire en effet tout de go, les trois propriétés remarquables de cet objet *petit a* au terme de ce parcours reviendront à reconnaître sa nature 1°) *pulsionnelle*, 2°) *non spécu-*

laire, 3°) *partielle*[1]. Or tout au long du temps de constitution du graphe où cette lettre a est constamment utilisée, elle ne possède pratiquement *aucune* de ces valeurs.

Soit une première citation (*Le désir et son interprétation*, 10 décembre 1958) :

> Ce rapport du sujet en tant qu'il est barré, annulé, aboli par l'action du signifiant, et qui trouve son support dans l'autre, dans ce qui définit pour le sujet qui parle l'objet comme tel, c'est à l'autre que nous essaierons d'identifier, que nous identifierons très rapidement parce que ceux qui ont assisté à la première année de ce séminaire en ont entendu parler pendant un trimestre, cet autre, cet objet prévalent de l'érotisme humain, c'est l'image du corps propre au sens large que nous lui donnerons.

L'image du corps propre est bien alors l'objet qui soutient le sujet au point même de sa défaillance – c'est-à-dire de son fonctionnement normal relativement au signifiant. Il suffit d'accentuer les choses en soulignant ce genre de citation pour laisser deviner la difficulté formelle à laquelle Lacan se trouve alors confronté : cette image du corps se trouve située aussi bien face au *moi* (dans le graphe comme dans le stade du miroir) que face au *sujet*. Nous avons assez clairement l'indice d'une telle équivoque dans *Les formations de l'inconscient*, par

1. Je n'oublie pas l'objet « cause » du désir, mais cette détermination, non seulement n'intervient pratiquement pas avant le séminaire *L'angoisse*, mais elle ne me paraît pas aussi décisive que ces trois-là. Plus exactement : elle peut être dérivée à partir d'elles.

exemple dans la séance du 18 décembre 1957 lorsque Lacan place le « je » (qui n'est pas exactement le sujet, certes) à l'endroit qui sera par la suite celui du moi.

Or bien d'autres indications données par Lacan de-ci de-là laissent aisément entendre que ce n'est pas ce vers quoi il tend : le sujet et le moi ne sont en rien superposables. Il lui faut donc corrélativement installer un minimum de différence entre image et objet, entre ce qui finira par s'écrire i (a) et a, sans que pour autant soit remis en question les acquis du fondement spéculaire du moi qui datent des premières étapes du stade du miroir, en 1936 à Marienbad.

Et ce d'autant plus que, depuis le séminaire sur *Les psychoses*, une sorte de théorème fondamental est en train d'entrer silencieusement en vigueur tout au long des séminaires, que l'on verra par la suite jouer à divers niveaux : là où le symbolique défaille d'une certaine façon, l'imaginaire intervient, « supplée » au défaut symbolique. Cela est apparu clairement avec l'étude de la forclusion dans les psychoses, où le délire est lu comme efflorescence imaginaire dans ce défaut très particulier, et central, de symbolisation que cerne alors la notion de forclusion. Mais tout au long de cette période de constitution de l'objet *a*, nous n'allons pas cesser de voir à l'œuvre ce théorème fondamental de Lacan, aussi essentiel pour décrire le fonctionnement du fantasme, de la phobie que du délire.

À la place d'une symbolisation qui ne parvient pas à s'effectuer, l'imaginaire s'emploie à faire face par les seuls moyens du narcissisme. C'est à partir d'une considération basale de cet ordre que l'on peut comprendre pourquoi Lacan s'est très tôt opposé à la traduction officielle du fameux : « *Wo es war, soll Ich werden* », rendue par : « Le moi doit déloger le ça. » Puisque le moi est conçu comme spéculaire et imaginaire, ce n'est certes pas lui qu'il faut appeler à la rescousse en cas de difficulté ; bien au contraire, c'est plutôt toujours lui qui, sous prétexte de sauver les meubles face à une possible catastrophe symbolique, complique la situation. « Là où c'était le réel, je dois advenir », mais « je » n'y adviendra que si l'on arrive à savoir quoi faire d'un moi bien encombrant dans sa manie à jouer les bouche-trous.

Il fallait donc qu'une distinction claire vienne au jour qui permette de séparer deux entités aussi dissemblables – et c'est précisément au fur et à mesure de sa définition du sujet barré que Lacan a départagé nettement *sujet* et *moi*, donnant ainsi progressivement corps à l'objet *a*. Autre indice de ce mouvement de clarification : tant que le tournant n'était pas pris, tant que flottait l'indistinction dont je parle, l'intersubjectivité avait droit de cité. Il arrivait alors, aux yeux de Lacan, qu'un sujet ait affaire à un autre sujet, il y avait bel et bien un espace « intersubjectif ». Or, une fois le sujet barré et l'objet *a* correctement posés – c'est-à-dire dès le séminaire *Le transfert* et plus encore les premières séances de

L'identification – l'intersubjectivité s'est trouvée carrément dénoncée, proscrite, et Lacan est allé jusqu'à s'excuser (sans oublier complètement qu'il l'avait soutenue comme telle), en prétextant tout de même qu'il ne l'avait avancée qu'à des fins pédagogiques... Un tel revirement nous signale qu'une opération de grande ampleur s'est déroulée aux cours de ces quelques années, et l'invention de l'objet *a* ne peut être appréciée à sa juste mesure que si on la considère comme une pièce d'un puzzle. C'est en élargissant un peu le cadre, et donc en se risquant à quelque complexité au départ, que nous arriverons à dégager quelques lignes claires de compréhension de cette invention.

L'OBJET MÉTONYMIQUE

Un autre point doit être repéré avec quelque précision avant que de s'embarquer dans le détail des opérations textuelles où s'effectue ce revirement de signification : il s'agit de comprendre ce que Lacan a avancé sous le terme d'« objet métonymique ». L'expression s'est essentiellement forgée au cours du séminaire antérieur sur *La relation d'objet*, donc tout au long du commentaire du cas du petit Hans. Mais il n'est pas si facile de comprendre ce que Lacan range dans cette case-là.

On étudiera plus tard et dans le détail cette notion clef d'objet métonymique, notamment en s'approchant de cet objet très spécial qui mérite d'être appelé une *relique*. Mais avant ces précisions, qui ne seront pas toutes forcément des commentaires de séminaire (car Lacan n'a guère usé de cette notion de relique), il importe d'apprécier ce qu'il glissait dans cette expression d'objet métonymique.

À la fin de la séance du 5 février 1958, à l'issue des deux séances capitales de janvier au cours desquelles il vient de définir pour la première fois la métaphore paternelle et donc le père comme signifiant, il en vient à dire ceci qui sonne comme une sorte de définition :

> [...] le rapport foncier de l'homme à toute signification du fait de l'existence du signifiant est un objet d'un type spécial. Cet objet, je l'appelle *objet métonymique* [...] à savoir dans l'imaginaire quelque chose qui représente ce qui toujours se dérobe, ce qui s'induit d'un certain courant de fuite de l'objet dans l'imaginaire, du fait de l'existence du signifiant.
>
> Cet objet, il a un nom, il est pivot, il est central dans toute la dialectique des perversions, des névroses et même purement et simplement de tout développement subjectif. Il s'appelle le *phallus*.

Voilà ce qui est à concevoir un peu clairement : qu'il n'y a pour Lacan aucun rapport naturel et direct du sujet à quelque objet que ce soit, objet sur lequel le langage viendrait par la suite déposer sa marque (opposition de base à tout piagétisme). Pour tout sujet, il y a d'abord le fait de s'engager dans la demande, autrement dit de proférer des signifiants, moyennant quoi... il y aura peut-être de l'objet, entre autres l'objet de satisfaction, l'objet qui en termes freudiens vient possiblement apaiser le besoin (mais pas le désir !).

Il y a donc un objet métonymique, et cet objet est le phallus. Mais selon une métonymie elle-même inexorable, la question qui surgit alors, c'est : « Mais qu'est-ce que c'est que ce phallus ? » Or Lacan ne manque pas d'y répondre[2] lors de la même séance de séminaire, le 12 février 1958, lorsqu'il rajoute :

> [...] le phallus entre en jeu à partir du moment où le sujet a à symboliser comme tel, dans cette opposition du signifiant au signifié, le signifié, je veux dire la signification.

Proférer des signifiants en vue d'obtenir quoi que ce soit – par exemple quelque objet de satisfaction – entraînerait donc l'enfant à distinguer signifiant et signifié, sans pour autant avoir lu exhaustivement le *Cours de linguistique générale* de Ferdinand de Saussure. Si l'on accepte cela, la précision de Lacan au sujet du phallus devient extrêmement précieuse. Aussi sexualisé que soit ce terme de phallus, son lien à la production langagière et signifiante est posé comme étant de départ, lorsqu'il s'agirait de désigner « le signifié comme tel », c'est-à-dire, rajoute alors Lacan, « la signification ».

---

2. Tant que le terme est substantivé, Lacan ne peut pas ne pas répondre à la question : « Qu'est-ce que c'est que ce phallus ? » On le verra ainsi dire que c'est le signifié, puis le signifiant, puis l'objet, puis le manque, avant de l'entendre parler de phallus imaginaire, phallus symbolique. Jusqu'au début des années 1970 où, grâce à Frege, surgit l'expression de « fonction phallique », où la nature adjectivale du phallus écarte toute velléité d'en définir la quiddité.

Le « je veux dire » de Lacan à cet endroit est assez drôle car, aussi naturel soit-il dans son énonciation du moment, il est la vibrante illustration de ce que peut être ce genre de phallus : littéralement, ce phallus-là tient à « ce que je veux dire », au signifié que je vise à travers ma production signifiante.

Admettons. Mais la question reste béante de saisir le lien entre ce signifié vers lequel tend mon dire, et quelque objet que ce soit. Si le message saussurien soutient bien quelque chose, c'est la rupture du lien entre signifié et objet, dans le refus affiché de ce que Saussure nomme une « nomenclature », l'association selon laquelle à chaque objet ou chose correspondrait un signe, donc un signifié, et réciproquement. Pourquoi appeler « objet », voire « objet métonymique », ce phallus positionné comme une sorte d'index rigide du signifié « comme tel » ?

C'est l'une des difficultés que viendra prendre en charge l'objet *a*, mais il est possible de s'en approcher dès maintenant. Qui a jamais cherché à symboliser « le signifié *comme tel* » ? Ce petit détail change beaucoup de choses. Lacan ne parle pas ici du signifié de ceci ou de cela, mais du moment où l'enfant, dans sa perversion polymorphe, aurait à symboliser, encore une fois, « le signifié comme tel ».

Pour comprendre un peu cela, autant se tourner quelques instants vers le petit Hans. Qu'est-ce qui a bien pu lui passer dans la tête pour qu'il se décide à poser à sa mère sa fameuse question, que Freud, fort habilement, n'hésite à placer au tout début de son récit ?

– Maman, as-tu aussi un fait-pipi ?

– Bien sûr. Pourquoi cette question ? *(Selbstverständlich. Weshalb*[3]*) ?*

– *Ich hab' nur gedacht...* (J'avais seulement pensé...)

On se précipite à croire qu'il a vu sa mère toute nue, et que c'est ça qui l'a frappé. Mais quand il assiste au déshabillage de son père, et lui pose la même question (« Papa, as-tu aussi un fait-pipi ? »), et que son père lui répond exactement comme sa mère (« *Ja, natürlich.* »), Hans réplique : « Mais je ne l'ai jamais vu quand tu te déshabilles. » Et de même, quand il assiste au déshabillage maternel et que sa mère lui demande qu'est-ce qu'il regarde comme ça, il répond : « Je regarde seulement si tu as aussi un fait-pipi. » Sur quoi, même réponse de la mère : *« Natürlich. Has du denn das nicht gewußt ? »*, et à nouveau même réplique du petit Hans : *« Nein, ich hab' gedacht, weil du so groß bist, has du einem Wiwimacher wie ein Pferd. »* (« Non, j'avais seulement pensé, comme tu es si grande, que tu avais un fait-pipi comme celui d'un cheval. »)

Dès qu'il est question de *Wiwimacher*, le petit Hans pense beaucoup : *« ich hab' gedacht... ich hab' nur gedacht...* (et au moment final du plombier) *Du, ich hab' mir heute was gedacht… »*. Ce qu'il voit est

3. Toutes les citations en allemand proviennent de Sigmund Freud, *Analyse der Phobie eines fünfjährigen Knaben, in Zwei Kinderneurosen, Studienausgabe*, vol. VIII, Frankfurt, Fischer Verlag, 1972, p. 33 *sq*.

une chose, mais qui, contrairement à ce que l'on pense trop vite, ça ne suffit pas à faire preuve pour lui. La question est donc double : il y a ce qu'il voit – mais peut-être a-t-il mal vu ? Ça arrive ! – et il y a ce à quoi il pense. Et le problème, c'est que « ça » ne cadre pas.

On ne prête généralement pas assez d'attention à la facture *formelle* des répliques. Or les échanges qui ont lieu sur cette question entre Hans et sa mère, par deux fois au moins, ont exactement la même forme que l'histoire toute bête dans laquelle je demande à quelqu'un s'il a l'heure, et qu'il se contente de me répondre : « Oui, je l'ai. » Qu'y a-t-il donc d'humoristique dans ce genre de réplique, qui va me forcer à demander que cette heure, ce feu, ce je-ne-sais-quoi que je demande en effet un peu du bout des lèvres, mon interlocuteur me les *donne*, car j'en ai besoin. Lui, de son côté, a très bien compris ma question ; il l'a même trop bien comprise en la prenant trop littéralement, et en distinguant ce que je ne souhaitais pas distinguer : le signifié de ma demande, et l'objet de ma demande. Le signifié a été reçu cinq sur cinq, mais l'objet ne bouge pas. Le « Oui, je l'ai » fait donc un inhabituel partage entre signifié et référent. D'où le brio phallique de cette réplique qui, en faisant sourire comme à chacune des épiphanies du phallus, vient donner raison à Lacan dans sa conception dudit phallus comme « le signifié comme tel ».

Le phallus tel que Lacan l'amène à ce moment-là se situe à cette charnière entre signifié et objet, et c'est, me semble-t-il, ce qu'il faut entendre dans ce « signifié *comme tel* » : le moment où la glissade habituelle du signifié vers l'objet qu'il désigne trouve un arrêt, quel qu'il soit, et donne furtivement au signifié une sorte de brillance objectale. Dans un certain suspens de l'objet, comme l'aménage la réplique humoristique de mon interlocuteur – mais aussi bien parfois dans une certaine forme de refus direct apporté à la demande, quand il est donné à entendre que le signifié a été parfaitement reçu mais que, pour ce qui est de l'objet qu'il désigne, le demandeur peut toujours courir – dans ces brefs moments, le signifié *comme tel* prend toute sa couleur phallique.

Ceci peut apparaître comme un point de confusion entre ce qui serait de l'ordre du signe, et ce qui serait de l'ordre de l'objet. Le bon sens commun tient qu'il y a là deux secteurs qu'il ne faut pas confondre. Mais il n'est pas le seul : ainsi pense-t-on communément dans le monde freudien qu'il y a le langage d'un côté, certes, et de l'autre les réalités libidinales. Plus encore : un logicien de la trempe d'un Frege écrivait à l'un de ses correspondants, vers la fin de sa vie, qu'il faudrait qu'il y ait pour les chercheurs en logique un panneau visible de loin sur lequel on pourrait lire : « Attention à ne jamais confondre un objet et un concept. »

C'est ce que vient mettre en question la notion même d'objet « métonymique ». Il suffit d'ailleurs de se pencher sur l'expression pour le sentir car elle est presque faite comme un oxymoron : la métonymie est une figure de rhétorique liée par essence à un procès de signification, tandis qu'un objet est, par définition, étranger à ce monde de la signification, même s'il peut à l'occasion y être intégré, pour les besoins de la signification précisément. Car il ne s'agit pas de « représentation d'objet » métonymique : c'est bel et bien un *objet* qui est dit là « métonymique ».

Mais métonymique… de quoi ? Le mot à lui seul désigne « autre chose », et même « autre chose comme tel », mais quoi ? Une indication assez claire est donnée dans la séance du 11 février 1959 *(Le désir et son interprétation)*, où l'on trouve une assez curieuse écriture, rarement reprise par la suite, mais qui éclaire bien la façon qu'avait Lacan de poser alors le problème.

Lacan vient alors de reprendre l'histoire de l'enfant décrétant que le chien fait miaou et le chat fait ouah-ouah, figure pour lui éclatante de l'activité métaphorique, puisqu'elle illustre on ne peut mieux ce qu'il en est de la substitution signifiante, mais également au moment où il donne une nouvelle fois son commentaire de l'historiette de saint Augustin : l'enfant qui regarde, frappé de pâleur, sa mère donner le sein à son jeune frère.

> Ce dont il s'agit, dit alors Lacan, c'est en tout cas de quelque chose qui dépasse cette expérience passion-

nelle de l'enfant qui se sent frustré, c'est-à-dire celle précisément que nous pouvons formaliser en ceci que *cette image de l'autre va pouvoir être substituée au sujet dans sa passion anéantissante, dans sa passion jalouse en l'occasion, et se trouver dans un certain rapport à l'objet en tant que lui est dans un certain rapport aussi avec la totalité qui peut ou non le cerner.*

D'où vient alors l'écriture :

$$\frac{\text{i (a)}}{\$} \diamond \frac{\text{a}}{\text{I}}$$

qu'on peut lire, entre autres, selon les deux lignes horizontales : lui a un bout [(i (a) + a] de l'idéal (I) dont je suis séparé ($\$ \diamond$ I) – double valeur du poinçon que Lacan soulignera plus tard (aliénation/séparation). Forgée sur le modèle de la métaphore paternelle que Lacan vient de tramer le mois précédent, cette écriture montre le sujet $\$$ dans un certain rapport à son image spéculaire i (a), celle-ci désormais nettement différenciée de l'objet dit « a » qui, tout à la fois, entretient un rapport avec l'idéal que Lacan pose ici comme « I », mais aussi bien avec le sujet barré par l'entremise du poinçon.

La métaphore en tant que rapport de rapport – écriture centrale dans les travaux de Lacan – est donc ici à l'œuvre pour déplier un peu plus la formule du fantasme, prenant appui en effet sur l'histoire de saint Augustin dans laquelle se trouve clairement différenciés i (a), l'image de l'autre, le petit frère, et l'objet, le sein qu'il tète, prélevé sur cette totalité des totalités qu'est la mère pour autant qu'elle serait « l'Autre, à l'occasion ».

L'OBJET EN TANT QUE COUPURE

L'objet métonymique est donc cet objet qui se décolle doucement du petit autre à la fin des années 1950 pour, du même pas, se mettre à désigner autre chose que lui, à développer de ce fait une sorte d'*activité* métonymique. Mais dans ce décollement, il garde une fonctionnalité essentielle qui revenait auparavant au petit autre : il est l'unique recours du sujet lorsque celui-ci se trouve bloqué à son point normal de défaillance[4].

Or l'un des moments les plus décisifs de sa constitution en tant qu'objet *a* tel qu'on le rencontre plus tard va être celui où Lacan se débrouille pour lui attribuer, *à lui aussi*, cette qualité inhérente au sujet barré. L'objet ne va réussir à être objet qu'au prix de supporter une certaine forme d'évanescence, ce qui se conçoit aisément car on voit mal comment un sujet évanouissant par nature trouverait un appui dans un objet qui perdurerait tranquillement.

Ce tournant se situe juste après une longue opération textuelle au cours de laquelle Lacan commente *Hamlet*, et plus spécialement la fonction du deuil entre Hamlet, Laërte et Ophélie. Jean Allouch a longuement commenté cette partie du séminaire de

---

4. On trouvera de plus amples développements sur ce point dans Guy Le Gaufey, *C'est à quel sujet ?*, Paris, Epel, 2009, chapitre « L'émergence d'un nouveau sujet ».

Lacan[5], et je me contenterai pour ma part de renvoyer à la lecture de ces séminaires de janvier à avril 1959. Mais le 29 avril, parlant à nouveau de ces moments où c'est « l'objet qui soutient le rapport du sujet à ce qu'il n'est pas » (à savoir le phallus), il en vient à dire ceci :

> [...] l'objet *a*, tel que nous essayons de le définir – parce qu'il est devenu pour nous maintenant exigible que nous ayons une juste définition de l'objet [...], d'essayer de voir comment s'ordonne, et du même coup se différencie ce que jusqu'à présent dans notre expérience nous avons à tort ou à raison commencé d'articuler comme étant l'objet.

C'est l'une des déclarations les plus claires que l'on puisse rencontrer faisant état du fait que l'objet en appelle, dans le cadre de cet enseignement, à une nouvelle approche, et même une nouvelle « définition ».

Il est alors très remarquable que l'intersubjectivité, à laquelle j'ai fait précédemment et brièvement allusion, connaisse dans ces deux séances du 13 et du 20 mai 1959 une espèce de splendide flamboiement. On trouve en effet des phrases comme celles-ci : « Il n'y a – c'est un principe que nous avons à maintenir comme principe de toujours – de sujet que pour un sujet. » Ou encore, le 20 mai : « Il ne peut y avoir d'autre sujet qu'un sujet pour un sujet [...]. »

---

5. Jean Allouch, *Érotique du deuil au temps de la mort sèche*, Paris, Epel, 1995, p. 165-265.

Ce genre de formulation sonne un peu comme le chant du cygne car, passé le 20 mai précisément, cette intersubjectivité ne sera plus jamais aux premières loges, et sera violemment dénoncée un an et demi plus tard, dès les premières séances du séminaire *Le transfert*.

Pourquoi cette contradiction apparente, qui est loin d'être une inconséquence ? Essentiellement parce que Lacan va opérer un renversement. Cet objet qui va servir à maintenir quelque chose du sujet dans son *fading* n'est pas à situer « en face » de lui (comme le sein de la mère dans l'histoire de saint Augustin), mais c'est le sujet lui-même qui va se produire comme objet pour l'autre, dès lors appelé en position de sujet. C'est ce tournoiement-là qui donne pendant deux séances un soudain relief à l'intersubjectivité.

Lacan prend bien soin, dans la fin de la séance du 13 mai 1959, de distinguer cet objet nouveau de deux autres types d'objets, beaucoup plus commun assurément : 1°) l'objet de la réalité, du moins la réalité telle que Lacan peut l'imaginer « dans un monde d'avocats américains » ; et 2°) l'objet de la connaissance, l'objet classique, celui que l'ego cartésien saura trouver une fois passée l'épreuve du Malin Génie et abordés les rivages du Dieu non trompeur.

C'est alors que Lacan entreprend de donner corps à ce sien objet, qu'il n'hésite pas à appeler « l'objet du désir » (le « *cause* du désir » ne viendra que plus tard). Et en plein milieu de la séance du 20 mai vient cette phrase :

> Je vous l'ai dit, c'est comme coupure, et comme intervalle, que le sujet se rencontre au point terme de son interrogation. C'est aussi bien essentiellement comme forme de coupure que le a, dans toute sa généralité, nous montre sa forme.

Chaque fois que le sujet veut se saisir, veut trouver une forme quelconque de réflexivité, il n'est jamais, soutient Lacan, « que dans un intervalle ». La réflexivité est une propriété exclusive du moi lacanien ; le sujet en est par définition dépourvue, ce qui le rend fort démuni lorsqu'il est questionné sur son être.

Dans une lettre inédite à Ferdinand Alquié, difficile à dater, mais de la fin des années 1950, que j'avais trouvée par hasard dans ma quête archivistique d'un article du même Alquié sur la dispute Foucauld/Derrida, Lacan écrivait : « [...] le fonds dernier de la névrose et la motivation de sa structure s'avèrent être une question sur l'être, posée dans le sujet. » Ainsi, lorsque cette question sur l'être surgit dans le sujet, celui-ci ne peut y répondre *comme tel* – comme tel, il n'est rien et c'est en cela que consiste sa « défaillance », pas si négative que le terme le laisserait entendre – et c'est alors qu'il riposte à cette difficulté par ce relais de l'objet. Il *est* l'objet, à une condition : que cet objet – non pas surgisse comme résultat d'une coupure (ceci est un objet de la réalité), mais *soit* une coupure. Lacan finit par en donner trois exemples : 1°) l'objet prégénital (essentiellement oral et anal), 2°) le phallus en tant qu'il intervient dans le complexe de castration, et 3°) la voix dans le délire.

Cette première approche souligne les efforts multiples de Lacan pour arriver à donner corps à un objet qui, pour le dire d'un mot, soit absolument non narcissique. Si cet objet doit répondre à la fonction qui lui est attribuée : suppléer la défaillance du sujet quand la question vient à se poser sur son être, alors il ne faut plus qu'il ait quoi que ce soit de narcissique. Il faut même qu'il soit exclu par principe et par définition de toute possibilité d'investissement narcissique ; sinon, on en reviendrait vite au sujet classique, ce sujet que Lacan dénonce dans le freudisme autour de lui, cette partie saine du moi qui trouve son appui dans les objets de la réalité dès qu'elle sait les regarder bien en face. Voilà, en quelques mots, le pari à soutenir : comment concevoir un objet qui échappe à tout investissement narcissique.

L'objet partiel

Ce qui précède plante à peine le décor en observant la façon qu'a eue Lacan de s'avancer vers une nouvelle définition de l'objet à la fin de son séminaire *Le désir et son interprétation*, en s'arrêtant au moment où il introduisait l'objet comme coupure, ce dont il donnait trois exemples. Je ne les détaillerai guère, car ces exemples ne me paraissent pas en eux-mêmes si éclairants. Pour ne pas se précipiter à confondre la coupure comme acte, et le reste, le résultat de la coupure comme objet (ce qui n'est certes pas ce que Lacan veut faire entendre), il vaut beaucoup mieux avancer dans le cadre formel où cet objet *a* a fini par trouver son assiette.

L'ÉTHIQUE ET *DAS DING*

Dans le séminaire immédiatement ultérieur, *L'éthique de la psychanalyse*, la moisson n'est pas énorme du point de vue de l'objet. Du *Désir et son interprétation* à *L'angoisse*, *L'éthique* est certainement le séminaire où l'on trouve le moins de choses concernant notre affaire. Non qu'il n'y ait rien, puisque à mon avis une étape décisive y est franchie, qui tourne autour de *das Ding*, même s'il ne s'agit pas d'avancer ici la moindre équivalence entre *das Ding* et l'objet *a*. Lacan ne laisse d'ailleurs planer aucune ambiguïté puisque, alors même qu'on le sait posséder l'expression « objet *a* », il ne l'emploie à aucun moment de son long commentaire sur *das Ding*.

Que lui apporte donc cette *Ding* qu'il est, à ma connaissance, le premier à lire dans l'*Esquisse*, publiée en 1951 en anglais, et seulement en 1956 en français ? En 1960, l'*Esquisse* est un texte relativement récent, qui n'a pas encore donné lieu à de grandes lectures. Sa traduction par Anne Berman, la seule encore disponible sur le marché[1], est assez bizarre : pour faire « bon français », elle ne tient presque pas compte du caractère très répétitif de l'allemand de Freud tout rempli d'une terminologie précise, et cela rend la tâche du lecteur extrêmement ardue.

Le chapitre 17 de l'*Esquisse* apporte à Lacan une sorte de modèle de ce que lui-même cherche à faire : passer de l'image de l'autre, fondement pour lui du narcissisme, à l'objet comme tel, à ce qui dans l'autre échapperait au narcissisme et constituerait, de ce fait, comme le « noyau » de l'objet. Freud lui apporte ça sur un plateau – encore fallait-il le chercher pour le trouver.

1. Cette seule réflexion suffit à dater le séminaire. Tout récemment, une bien meilleure traduction est enfin venue sur le marché : S. Freud, *Esquisse d'une psychologie*, Toulouse, Érès, 2011, traduction Suzanne Hommel, Jeff Le Troquer, Alain Liégeon, Françoise Samson. Pour ne rien dire de celle donnée dans le cadre des *Œuvres complètes* au PUF. Pour faciliter la lecture de ce chapitre, on trouvera à sa suite une traduction personnelle du paragraphe décisif du chapitre 17 de la première partie du texte de Freud.

Dans le quatrième paragraphe de ce chapitre, Freud choisit le prochain, le « prochumain », le *Nebenmensch*, comme l'élément de perception qui s'offre à ce qu'il appelle la « compréhension », c'est-à-dire à la mise en équivalence, soit avec des images déjà enregistrées, soit avec ce qu'il appelle des « images de mouvement ». Ces *Bewegungsbildungen* sont décisives pour lui dans la mesure où elles font intervenir des « informations en provenance du corps propre ». On ne comprend donc pas seulement en comparant des images, mais aussi en fonction de ce que le corps a emmagasiné d'expériences diverses. La pure possibilité de la théorie de l'après-coup est contenue dans ce petit détail. Mais l'essentiel n'est pas là pour l'instant.

Car il s'agit toujours pour Freud de retrouver l'identité entre la perception et le souvenir de la satisfaction antérieure, dite aussi « première ». C'est pour lui le mouvement même du désir que de retrouver, quoi qu'il en coûte, ce qu'il y a d'identique entre perception et souvenir. Lorsque la perception coïncide directement, aucun problème, et l'acte spécifique a lieu. Mais lorsque l'identité n'est que partielle ? Eh bien à ce moment-là, cet exemple si particulier du complexe du prochain, qui vient à Lacan comme bague au doigt, se sépare et se divise. C'est le verbe allemand *sonder* qui est ici convoqué pour faire le travail : séparer, disjoindre, faire le tri. Mais ce qui est *sonderbar*, c'est aussi ce qui est étrange, singulier, bizarre, baroque ou plus simplement curieux. C'est fondamentalement : ce qui est à part *(Sonderabdruck* : tiré-à-part). Avec, d'un côté, cette *Ding* dont malheureusement les deux seules propositions qui la circonscrivent restent, c'est le moins qu'on puisse dire, assez énigmatiques. Elle « en impose par une structure constante » *(durch konstantes Gefüge imponiert)* : *imponieren,* ce n'est pas tant « s'imposer » comme le traduit Lacan le 9 décembre 1959, que « en imposer », « impressionner ». Et elle impressionne du fait d'une *« konstantes Gefüge »*, d'une « structure », d'un « assemblage », d'un « appareil », traduit Lacan, *constant. Konstant* est en allemand un adjectif surtout mathématique et physique ; *eine Konstante,* c'est une constante au sens mathématique du terme. Par ailleurs, le terme peut simplement servir à désigner quelque chose de stable, qui reste tel quel. Cette valeur sémantique est renforcée par le verbe qui suit : *beisammenbleibt,* composé avec le verbe *bleiben,* demeurer, se maintenir, persister, etc., ici complété de l'adverbe *beisammen* : ensemble. Tout va donc dans le même sens : cette chose, elle, elle ne se décomposera pas. Il y a l'idée de quelque chose d'irréductible, la gangue dont il n'y a plus rien à tirer et que l'on jette, le *caput mortuum* des alchimistes qui, au terme de leurs multiples « séparations », se retrouvaient ainsi avec un bout de quelque chose d'où il n'y avait, selon eux, plus rien à « séparer ». Voici la Chose, *das Ding,* dans toute son opacité.

De l'autre côté, il y a au contraire ce qui ne va pas cesser d'entrer en correspondance, grâce aux images de mouvement, avec ce qui est déjà là. Il y aura ici « reconnaissance » et l'on parviendra ainsi à l'identité. Il y aurait beaucoup à dire sur ce thème, mais ce faisant on s'éloignerait pas mal de celui ici en jeu.

Reste le modèle d'un partage qui range, d'un côté, l'impénétrable, presque l'insécable qui, en plus, doit rester l'étranger, le *Fremde* sur lequel Lacan insiste à juste titre : l'inassimilable. Et de l'autre, son contraire : l'indéfiniment assimilable, le « compréhensible ». Si l'on se souvient du découpage opéré par Lacan sur le *cross-cap* de la double oreille censée représentée l'objet *a*, on n'a pas de mal à saisir le poids de cette opération freudienne dans ce mouvement topologique. Ce n'est d'ailleurs pas *das Ding* qui conduit Lacan vers *petit a,* mais bien l'opération, le mouvement qu'il saisit chez Freud à cet endroit et qu'il réitère pour son propre compte de façon à fonder, au cœur de l'objet de perception, ce qui échappe à toute recherche d'identité.

Cette Chose, une fois découpée de cette façon dans le texte freudien, va servir à Lacan pour s'aventurer vers la sublimation (« élever un objet à la dignité de la Chose »), et animer tout son long commentaire de l'amour courtois, mais il nous faut nous propulser en plein milieu du séminaire suivant, celui sur *Le transfert,* pour retrouver notre objet dont on va voir qu'il porte désormais les marques de « l'opération » *das Ding.*

L'*AGALMA*

Le 1er février 1961, Lacan introduit l'*agalma*, l'un des noms semés au long du chemin de l'objet *a*, non sans une précision temporelle qui peut nous aider à comprendre à quel point cette invention est aussi peu linéaire que d'autres rencontrées chez lui (par exemple dans son travail sur Descartes, sur le « Là où je pense, je ne suis pas ») :

> Au cœur de l'action d'amour, s'introduit l'objet de convoitise unique, si l'on peut dire, qui se constitue comme tel [...] un objet qui répugne même à ce qu'on le montre. Rappelez-vous que c'est ainsi que je l'ai introduit dans mon discours il y a maintenant trois ans. Rappelez-vous que, pour vous définir l'objet *a* du fantasme, j'avais pris l'exemple, dans *La règle du jeu* de Renoir, de Dalio montrant son petit automate, et de ce rougissement de femme avec lequel il s'efface après avoir dirigé son phénomène.

Ainsi donc, dans les temps où on l'a vu soutenir le plus clairement du monde l'objet *a* comme équivalent au petit autre, Lacan tenait-il déjà[2] par-devers lui une notion de l'objet comme : ce qui ne peut être dévoilé sans que le sujet ne s'éclipse, ne donne le signe de son évanouissement, que Lacan lit dans la honte si bien jouée par Dalio dans cette scène

---

2. Occasion de souligner ici la temporalité complexe des élaborations conceptuelles de Lacan, qu'on travestirait beaucoup en les rangeant selon une linéarité simple. Bien souvent, il anticipe ses propres développements, parfois de plusieurs années, en lançant des formules qu'il ne consacre que bien plus tard. Ainsi du « je ne pense pas là où je suis », présent dès 1957, et véritablement commenté seulement en 1966-1968.

fameuse (voir sur ce sujet le commentaire de Janine Germond dans *stécriture* n° 3).

Mais c'est la découpe freudienne de *das Ding* qui va maintenant donner toute sa clarté à l'*agalma,* tel que ce mot intervient dans l'affaire entre Alcibiade et Socrate. L'horrible Socrate, le satyre, contient, caché sous ces apparences trompeuses, la merveille des merveilles que le regard amoureux d'Alcibiade a su détecter. Je ne commenterai pas plus ces pages bien connues, et auxquelles on peut assez facilement se reporter. Par contre, j'insisterai volontiers sur ce que Lacan rajoute alors, à savoir qu'il a pisté cet *agalma* dans un certain nombre de textes grecs, depuis pas mal de temps là aussi, pour aboutir à ceci : l'*agalma* est un objet insolite, qui sert le plus souvent à capter au moins l'attention des Dieux, etc., mais c'est la chute qui est surprenante :

> Ce dont il s'agit, c'est du sens brillant, du sens galant, car le mot *galant* provient de *galer* en vieux français ; c'est bien, il faut le dire, de cela que nous, analystes, avons découvert la fonction sous le nom d'objet partiel. C'est là l'une des plus grandes découvertes de l'investigation analytique que cette fonction de l'objet partiel. La chose dont nous avons le plus à nous étonner, nous autres analystes, c'est qu'ayant découvert des choses si remarquables, tout notre effort soit toujours d'en effacer l'originalité.

Aussitôt après, il part en guerre contre la problématisation génitale de l'objet total, mais c'est au moment même de cette introduction de l'*agalma* que débarque clairement ce qui sera par la suite la nature partielle de l'objet *a*, dans un sens donné presque d'emblée puisqu'il ajoute : « l'addition d'un tas d'objets partiels, ce n'est pas du tout pareil qu'un objet total » (en quoi il a déjà une claire idée de la différence entre le sens qu'il donne, lui, à « partiel », et celui que Melanie Klein soutient avec son « *part-object* »).

L'OBJET PARTIEL

Cet objet caché, secret au point que son dévoilement provoquerait une irrésistible *aphanisis* du sujet, n'est pas *das Ding*, mais il est aussi lointain que *das Ding*, et c'est ce qui fait de lui quelque chose qui peut aussi être nommé « objet du désir » :

> C'est ce quelque chose qui est la visée du désir comme tel, qui accentue un objet entre tous d'être *sans balance (équivalence) avec les autres*. C'est à cette accentuation de l'objet que répond l'introduction en analyse de la fonction de l'objet partiel.

Cette introduction de l'objet partiel est assez sidérante. Franchement, on ne voit pas bien tout de suite ce qui, dans les multiples exemples d'*agalma* que produit Lacan, mériterait un tel qualificatif. Qu'ont-ils donc de « partiels » ?

Ce qualificatif ne s'accorde alors qu'à un seul trait : cet objet, cet *agalma*, de quoi que ce soit qu'il soit fait, il est *absolument unique*. Littéralement : il n'a pas son pareil – et ceci n'est pas à prendre pour une exagération amoureuse, une hyperbole risquée : non, il n'a strictement pas son pareil, il est incomparable. Il faut ici prendre garde de ne pas commettre *deux erreurs* : la première consiste à lire cet adjectif, « incomparable », comme le trait qui définirait chaque objet d'une classe. Tout comme chaque signifiant est « différent de tous les autres », chaque objet *a* serait lui aussi « différent de tous les autres ». Non : il est incomparable, au sens où il n'a pas l'ombre d'un *alter ego*. C'est ici que peut venir se glisser le deuxième contresens, qui conduirait à entendre cet « incomparable » comme l'expression d'un superlatif grammatical : celui qui est le premier, le plus important, le plus… ce que vous voudrez, mais : le plus. L'objet *a* n'est pas le plus quoi que ce soit : il est incomparable. C'est tout. Mais c'est beaucoup pour un « objet ».

Dans la foulée de ces séminaires, on pourrait croire que cet adjectif ne vient que pour magnifier le désir : son objet est incomparable, c'est donc la merveille des merveilles, l'*agalma* à coup sûr, qui appelle de lui-même tout une kyrielle de superlatifs. Ce serait alors confondre l'élément qui est le premier d'une série, et celui qui est « à part » de toute sériation. Aussi, plutôt que de glisser dans une lecture rhétorique de cet « incomparable », il nous faut savoir lui donner immédiatement sa valeur logique, ou mathématique.

Elle n'a rien d'évident. Tout objet est « un », et en tant que « un », il est par définition comparable avec d'autres « uns ». Dire « incomparable » avec cette force, c'est déjà le retrancher de tout ce qui tombe sous les espèces de l'unité (donc : sous les espèces du narcissisme !), et s'aventurer ainsi vers une notion de « partiel » radicalement nouvelle, et qui n'a pas assez attiré l'attention jusqu'à aujourd'hui.

Ce trait de l'objet *a* est fondamental, et on peut le voir resurgir sous différentes couleurs tout au long des séminaires à venir : c'est bien sûr ce qui va déterminer ou justifier sa nature non spéculaire, puisque je peux toujours *comparer* un objet et son image. C'est aussi ce qui bien plus tard attirera le néologisme de *plus-de-jouir* calqué sur la « plus-value », la *Mehrwert* marxiste, autrement dit cet élément qui ne peut entrer dans aucune comptabilité. Le plus-de-jouïr échappe à l'économie générale des objets d'échange comme la plus-value marxienne – contrairement à nos plus-values fiscales – échappe à l'ordre des échanges de marchandises.

De manière feutrée, au moment où l'adjectif « partiel » est en train de prendre une valeur sans précédent, une des données de base de l'enseignement de Lacan se dévoile, ce que j'appelais précédemment « les grands théorèmes cachés » : l'objet « total », sur le modèle du moi, est *un objet qui a toujours une image dans le miroir.* Maintenant que cet objet ne règne plus sans partage sur ce qu'il convient de nommer « objet », alors sa définition va pouvoir se préciser : est *un* ce qui peut se dédoubler imaginairement. Cela peut sembler bizarre, et le sens commun aime à imaginer le « Un » sur le modèle de l'atome, de ce qui résiste à toute partition. Lacan n'est pas de ce bord-là : le un global, c'est du « deux » replié sur « lui-même ». Le « lui » et le

« même » font l'un global, l'un qu'il appellera bien plus tard (dans ... *ou Pire) l'unien*, mais aussi parfois le « sac », la « boule ». Ce 1er février 1961, il parle de

> l'objet plat, l'objet rond, l'objet total, [...] l'objet sphérique sans pieds ni pattes, le tout de l'autre, l'objet génital parfait où, comme chacun sait, irrésistiblement notre amour se termine.

Ce théorème est très puissant, et lors d'un séminaire précédent, j'avais passé un certain temps pour montrer la différence qu'il faut reconnaître entre un *élément*, et la *classe unitaire* formée de ce seul élément[3]. Cette distinction est tout à fait fondamentale en logique et, si vous ne la faites pas au départ, vous ne pourrez pas faire un pas de plus (cela revient à la différence entre « être inclus » et « appartenir »). Sans jamais, à ma connaissance, mettre explicitement cette donnée logique en avant, la position de Lacan sur l'un le conduit à soutenir la même chose. L'« objet plat, l'objet rond, l'objet total », c'est l'élément *re-présenté* dans sa classe unitaire, autrement dit c'est la situation du stade du miroir : d'un côté l'élément, de l'autre côté l'image, et la coalescence de ces deux « machins » fait l'un total, rond ou plat, mais qui méritera de s'appeler plus tard : unien.

Comment comprendre alors la nature de l'élément lui-même, ce que Lacan appela un jour « cette moitié sans paire dont le sujet se sustente » ? « L'objet, rappelait-il également, avec presque de la

---

3. Voir aussi Guy Le Gaufey, « La classe unimembrée », *L'écrit du corps*, Paris, Grec, 1992. Et aussi « Les unités imaginaires », tous deux téléchargeables à la même adresse http://web.me.com/legaufey

lassitude le dernier jour de son séminaire sur *Le transfert*, l'objet est toujours masqué derrière ses attributs, c'est presque une banalité que de le dire. »

Difficile de ne pas lire dans cet énoncé donné en langue naturelle une allusion à Kant et à son (trop) fameux *noumène*. Comment une aussi subtile distinction philosophique est-elle arrivée à passer dans la conscience commune de l'honnête homme contemporain ? Qu'est-ce qui, chez l'être humain un tant soit peu intéressé par la machinerie de la pensée, fait le succès d'une notion comme celle de *noumène* ? Pas moyen de répondre sans se pencher un peu sur le berceau du noumène :

> Les images sensibles *(Erscheinungen)*, en tant qu'on les pense à titre d'objets suivant l'unité des catégories, s'appellent phénomènes *(Phœnomena)*. Mais si j'admets des choses qui soient simplement des objets de l'entendement, et qui pourtant peuvent être données, comme telles, à une intuition, sans pouvoir l'être toutefois à l'intuition sensible [...], il faudrait appeler ces choses des noumènes *(intelligibilia*[4]*)*.

Si donc nous accordons à Kant qu'il y a une intuition qui n'est pas l'intuition sensible, alors il nous faut concevoir des choses qui tombent sous le coup de cette intuition-là, non sensible, et ces choses-là, pourquoi ne pas les appeler « noumènes » ? Le noumène est, dans ces conditions, un objet de

4. Emmanuel Kant, *Critique de la raison pure*, trad. Tremesaygues et Pacaud, Paris, PUF, 1965, p. 223.

l'entendement qui ne tombe pas sous les sens. Ce qui fait de nous, en général, des kantiens sans le savoir, c'est que nous souscrivons sans beaucoup de problèmes à de tels réquisits.

Il m'importe de montrer alors, ne serait-ce qu'en passant, à quel point ces réquisits, ces postulats, sont dans la dépendance directe de l'ordre classique de la représentation, de cet ordre de pensée qui affirme un primat de la représentation. Lorsque Kant doit justifier l'existence de tels noumènes, voici ce qu'il en dit :

> [...] si l'on veut éviter un cercle perpétuel, le mot phénomène indique déjà une relation à quelque chose dont la représentation immédiate est sans doute sensible, mais qui, en soi, même sans cette constitution de notre sensibilité, doit être quelque chose, c'est-à-dire un objet indépendant de la sensibilité[5].

En ce sens, le *das Ding* de l'Esquisse relève bel et bien du noumène kantien : l'entendement ne peut pas ne pas le poser, mais pour ce qui est d'en trouver trace dans l'intuition sensible, pas question. C'est aussi en quoi Freud n'est pas associationniste – je veux dire n'est pas un partisan inflexible de cette théorie philosophique dite associationniste qui met en avant le principe : « Rien n'est dans l'esprit qui n'ait d'abord été dans les sens. » Dire : il y a du noumène, c'est accorder d'emblée qu'au contraire, il y a dans l'esprit quelque chose qui ne passe pas par les sens.

5. E. Kant, *Critique de la raison pure*, *op. cit.*, p. 226.

Par contre, au cours du séminaire *L'identification*, en mars 1962, Lacan amène une précision qui va nous permettre de régler indirectement les rapports de *das Ding* et de *petit a*, précision éminemment kantienne puisqu'elle fait état d'un concept assez bizarre, qu'on peut lire, toujours dans la *Critique de la raison pure*, quelques pages après la citation précédente, sous le chapitre « Amphibologie des concepts de la réflexion ».

La *réflexion transcendantale* consiste, chez Kant, à distinguer entre ce qui revient à l'entendement pur et ce qui revient à l'intuition sensible ; et il y a amphibologie précisément en ce que cette distinction n'est pas donnée naturellement. Leibniz en prend ici pour son grade du fait d'avoir confondu ces deux données irréductiblement différentes aux yeux de Kant. Mais Kant lui-même en vient, de par la puissance de son raisonnement, à des conclusions bien étranges : puisqu'un concept de l'entendement n'a de sens que s'il trouve à être déterminé par l'intuition sensible, là où cette intuition sensible s'arrête, il ne sert pas à grand-chose d'affirmer l'existence d'un objet digne de ce nom, quitte même à l'appeler « noumène » :

> Mais comme [au noumène] nous ne pouvons appliquer aucun des concepts de notre entendement, cette représentation demeure pour nous vide et ne sert qu'à indiquer les limites de notre connaissance sensible et à laisser un espace vide que nous ne pouvons combler ni par l'expérience possible, ni par l'entendement pur[6].

6. E. Kant, *Critique de la raison pure*, *op. cit.*, p. 247.

Ainsi donc, le noumène, aussi indispensable soit-il dans l'ordre de la représentation pour nous éviter un « cercle perpétuel », ne nous conduit à rien de positif. Mais c'est face à ce vide pris comme « rien » que, avant de clore son chapitre, et presque en s'excusant (« Avant de quitter l'Analytique transcendantale, il nous faut encore ajouter quelque chose qui, sans avoir par soi-même une importance extraordinaire, pourrait cependant paraître indispensable à la perfection du système »), Kant produit en une seule page quatre sortes différentes de RIEN. C'est dans l'une d'elles que Lacan va trouver son miel.

LE *NIHIL NEGATIVUM*

Il y a donc dans l'ordre posé par Kant :

1°) l'*ens rationis*. Pour le dire en un mot, c'est notre actuelle « classe vide » : « Au concept de tout, de plusieurs, et de un est opposé celui qui supprime tout, l'objet d'un concept auquel ne correspond aucune intuition. »

2°) Le *nihil privativum* : « La réalité est *quelque chose*, la négation n'est *rien, c'est-à-dire* qu'elle est un concept du manque d'objet, comme l'ombre, le froid. »

3°) L'*ens imaginarium* : par excellence l'espace et le temps, « qui, tout en étant quelque chose en qualité de formes de l'intuition, ne sont pas eux-mêmes des *objets* de notre intuition ».

4°) et enfin, celui qui nous intéresse au titre d'avoir retenu l'attention de Lacan, le *nihil negativum* :

« L'objet d'un concept qui se contredit lui-même n'est rien, parce que le concept rien est l'impossible : telle est en quelque sorte la figure limitée par deux droites[7]. »

C'est de ce *nihil negativum* que l'objet *a* tire l'une de ses caractéristiques qu'il gardera, à ma connaissance, jusqu'à la fin : il ne tombe sous aucun concept.

C'est d'emblée une façon décisive d'insister sur le *partiel*, et elle suffit presque pour apprécier la difficulté qu'il y a à saisir ce qu'implique une telle acception du terme « partiel », qu'il faut tenir pour équivalent à « irreprésentable ». Ce *petit a*, il n'a pas de représentation, il n'a pas de *Vorstellung* ; il a par contre un représentant – c'est tout différent pour Lacan – et ce représentant n'est autre qu'un moment d'*aphanisis* du sujet, un moment où le sujet voulant se saisir lui-même, s'engager dans la réflexivité (pour signifier son être, ou sa valeur), s'évanouit comme sujet. Voilà le seul signe clinique (et il n'y a de clinique que du signe) de l'émergence de *petit a*.

Ce terme de « partiel » nous conduit donc au bord d'un trou dessiné par les limites de l'ordre de la représentation, *c'est-à-dire du narcissisme*. De ce point de vue, il domine axiomatiquement la non-spécularité déjà étudiée précédemment. Rien de ce

7. E. Kant, *Critique de la raison pure*, *op. cit.*, p. 249.

qui est partiel en ce sens très particulier n'est spéculaire ni spécularisable. Pour atteindre la troisième détermination de notre objet *a*, nous aborderons la prochaine fois sa nature pulsionnelle, essentiellement autour du séminaire *L'angoisse*.

Sigmund Freud, *Esquisse*,

chapitre 17, première partie, quatrième paragraphe

Le remémorer et le juger

[...] Supposons que l'objet qui fournit la perception soit semblable au sujet, soit un *prochain (Nebenmensch)*. L'intérêt théorique s'explique alors par ceci qu'un *tel* objet est simultanément le premier objet de satisfaction, puis ultérieurement le premier objet hostile, tout comme l'unique puissance qui secourt. C'est auprès du prochain que l'homme apprend à (re)connaître *(erkennen)*. Alors les complexes de perception qui viennent de ce prochain, par exemple dans le domaine visuel ses *traits (Züge)*, seront en partie nouveaux et incomparables ; mais d'autres perceptions visuelles, par exemple celles de ses mouvements de main, coïncideront dans le sujet avec le souvenir de ses propres impressions visuelles, tout à fait semblables, provenant de son corps propre, et avec lesquelles se trouvent en association les souvenirs de mouvements vécus par lui-même. Et d'autres perceptions de l'objet, par exemple lorsqu'il crie, réveilleront le souvenir de son propre crier et, du même coup, des événements de douleur qui lui sont propres. Et ainsi le complexe du prochain se sépare en deux éléments, dont l'un en impose par (reste irréductible du fait d') une structure constante *(von denen der eine durch konstantes Gefüge imponiert)*, reste uni comme Chose *(als* Ding *beisammenbleibt)*, tandis que l'autre peut être *compris (verstanden)* par un travail de souvenir, c'est-à-dire peut être ramené à une information venant du corps propre. Cette décomposition d'un complexe de perception, c'est le (re)connaître *(erkennen)*, elle contient un jugement *(Urteil)* et prend fin quand ce dernier but est atteint. Le jugement n'est pas, comme on le voit, une fonction primaire, mais présuppose l'investissement de l'élément disparate du moi ; d'abord il n'a pas de but pratique et il semble que lors du juger, l'investissement des éléments disparates est déchargé ; ainsi s'expliquerait que les activités, « prédicats », se séparent du complexe du sujet en suivant une voie relâchée. On pourrait à partir d'ici entrer profondément dans l'analyse de l'acte de juger, mais cela nous écarte de notre thème.

Contentons-nous d'en retenir ceci : c'est l'intérêt originel à établir la situation de satisfaction qui a engendré, dans un cas, la *réflexion reproduisante (reproduzierende Nachdenken)*, et dans l'autre le *jugement (Beurteilen)* comme moyen de parvenir de la situation de perception réellement donnée à celle qui est souhaitée. Le présupposé demeure donc ici que les processus s'écoulent, non pas d'une façon inhibée, mais au contraire quand le moi est actif. Le sens éminemment pratique de tout travail de pensée serait pourtant prouvé par là même.

L'objet pulsionnel

Aborder ce troisième aspect de l'objet *a*, c'est aller au-devant d'un certain nombre de difficultés, qui tiennent pour l'essentiel à une vulgate créée autour de ce point, et que j'énoncerai dans un premier temps comme suit : Freud a inventé le concept de *pulsion* ordonné autour de quatre termes (poussée, source, but et objet), et en a décrit deux types primordiaux : pulsion orale et pulsion anale. Lacan aurait repris ce concept et aurait ajouté deux autres pulsions (scopique et vocale) en donnant un terme générique valable pour tous les objets pulsionnels quels qu'ils soient : l'objet (a).

Sans être totalement fausse (aucune vulgate n'est, à proprement parler, fausse), cette vision des choses écrase un certain nombre de données qu'il nous faut redéplier, non pour le plaisir de l'érudition, mais par simple souci d'y voir clair.

La pulsion partielle chez Freud

Cette idée d'une continuité toute naturelle entre la pulsion chez Freud et la pulsion chez Lacan tient sans nul doute au glissement de l'adjectif « partiel ». On a vu le sens très particulier qu'il convient d'accorder à ce terme dès ses premiers emplois chez Lacan, lequel fait usage d'un sens du mot qu'on chercherait en vain chez Freud ou chez n'importe qui d'autre en dehors même du milieu analytique.

Un partiel incommensurable à l'unité demande d'inhabituelles pincettes pour simplement s'en saisir.

Par contre, dès les *Trois Essais sur la théorie du sexuel* écrits en 1905, Freud emploie l'adjectif « partiel ». À la fin de la première partie consacrée aux « Aberrations sexuelles », nous trouvons un chapitre cinq intitulé : « Pulsions partielles et zones érogènes » où le terme de *« Partialtrieben »* est avancé entre guillemets, signe de son introduction. Mais il est alors très clair que cet adjectif de « partiel » ne porte en rien sur l'objet de la pulsion. Ce dernier n'a strictement rien de « partiel », en aucun sens de ce mot, y compris celui que Freud cherche à mettre en avant concernant la pulsion.

Cet objet de la pulsion a reçu, à la fin du sous-chapitre sur « L'inversion », ses qualifications essentielles dont Freud ne démordra pas :

> L'expérience des cas tenus pour anormaux nous apprend qu'il existe ici une soudure entre pulsion sexuelle et objet sexuel que nous risquons de ne pas voir dans l'uniformité de la configuration normale où la pulsion paraît apporter l'objet. Nous sommes ainsi amenés à desserrer dans nos pensées le nouage entre pulsion et objet. La pulsion sexuelle est vraisemblablement tout d'abord indépendante de son objet et ne doit probablement pas non plus sa genèse aux attraits de celui-ci[1].

Un schéma général est ici donné dans lequel la *source* est prévalente, siège d'une *poussée constante*

---

1. Sigmund Freud, *Trois Essais sur la théorie du sexuel, La Transa*, vol. I, p. 47.

(donc différente de la dialectique du désir pris dans l'économie générale de la satisfaction), le *but* est la satisfaction *de la pulsion* (et non pas de l'individu, ou du système, réglés, eux, par le principe homéostatique), et l'*objet* est fondamentalement *quelconque*. Dans ce décor-là, ce qui est à considérer comme partiel, c'est chaque pulsion – et il faut ici ajouter que si Freud n'a pas dit grand-chose, en effet, de la pulsion invocante, il y a par contre des pages et des pages sur la pulsion scopique, nommément désignée. Mais à aucun moment on ne rencontre l'ombre d'un « objet partiel ». Le commentaire le plus direct de cet adjectif qu'il donne tout au long de cet ouvrage se trouve dans un chapitre ajouté en 1915, et présent dans la quatrième édition de 1920 :

> [...] chacune des pulsions partielles, non nouées en un ensemble et indépendantes les unes des autres *(im ganzen unverknüpft und unabhängig voreinander)*, s'efforce d'atteindre à l'acquisition de plaisir[2] [...]

Bien sûr, cette « partialité » des pulsions est alors conçue comme devant trouver son unité dans un ensemble plus vaste, passé la puberté :

> La vie sexuelle dite normale de l'adulte forme l'issue du développement, vie dans laquelle l'acquisition de plaisir est entrée au service de la fonction de reproduction et les pulsions partielles, sous le primat d'une zone érogène unique, ont formé une organisation fixe en vue de l'atteinte du but sexuel dans un objet sexuel étranger *(fremdem Sexualobjekt*[3]*)*.

---

2. S. Freud, *Trois Essais...*, *La Transa*, *op. cit.*, vol. II, p. 83.
3. *Ibid.*

Même ici, ce n'est pas l'objet qui est total, réunion d'on ne sait quels « objets partiels » ; c'est la zone érogène génitale qui est censée faire l'unification, ordonner en une « organisation fixe » *(eine feste Organisation)* une pluralité de zones érogènes jusque-là disséminées et surtout : dont chacune travaillait pour son propre compte, sans aucun souci d'une quelconque globalité. De là l'adjectif de « partiel » qui qualifie chaque pulsion sur la base de sa source, et non de son objet.

Je fais ici l'hypothèse – peu coûteuse à vrai dire – que la promotion du terme de partiel chez Lacan a indûment bénéficié de la présence de ce même terme chez Freud ; nous sommes en effet d'autant plus prêts à admettre que l'objet de la pulsion est « partiel » (quel que soit le sens que nous donnerons en définitive à ce mot) si nous nous trouvons déjà entraînés à penser, du fait de Freud, « qu'il y a quelque de chose de partiel dans la pulsion ». Mais quoi ? C'est toute la question.

La partialité en question vise essentiellement chez Freud la *source* de la pulsion, le fait qu'il y a à certains endroits du corps des points tels que leur simple excitation produit *localement* une satisfaction sans égale, et surtout : une satisfaction *qui n'abaisse pas d'un iota la « poussée » en cet endroit.* Cette donnée est centrale, et Lacan la reprendra de manière décisive. Voici comment Freud conclut pour sa part son essai :

La pulsion sexuelle dans l'enfance est *non centrée (nicht zentriert)* et au départ sans objet *(und zunächst objektlos), auto-érotique (auto-erotisch*[4]*).*

L'objet, au fond, est si peu indispensable qu'il manque au départ. On conçoit donc que Freud le décrète « quelconque » par la suite – et la pointe de ce travail sera de voir en quoi un « objet » peut soutenir en même temps ces deux qualités : « quelconque » (au sens de Freud) et « partiel » (au sens de Lacan).

La pulsion et son objet

En quoi la pulsion au sens de Freud a-t-elle donc besoin d'un objet, quel qu'il soit ? Notre précipitation habituelle à concevoir le sein, l'excrément, le regard et la voix, loin de nous éclairer sur cette question cruciale, nous bouche le paysage en répondant trop tôt à la question, en sautant à pieds joints sur cette *soudure*, cette *Verlötung* que Freud a installée dès le départ entre la source et l'objet de *sa* pulsion.

Au départ est l'auto-érotisme, toujours conçu sur le modèle du pli : le corps se fait à lui-même quelque chose. Une partie du corps vient exciter et s'exciter auprès (à l'aide) d'une autre partie. L'auto-érotisme, c'est cet écart minimal qui fait que la zone érogène est d'abord de l'ordre du pli, du trou, du bord, non pour des raisons mystérieusement topologiques, mais parce que, pour qu'il y ait excitation, il faut

---

4. S. Freud, *Trois Essais…*, *La Transa*, *op. cit.*, vol. III, p. 79.

qu'il y ait un peu de vide. Si bien que le passage de l'auto-érotisme à l'allo-érotisme revient chez Freud à deux choses :

1°) un objet « étranger » va venir faire le travail qu'accomplissait jusque-là le frotti-frotta du corps replié. Rien de plus. L'objet vient *à la place* d'une partie du corps propre.

2°) Mais en tant que *fremde*, en tant qu'étranger, cet objet n'a pas la même valeur que la partie du corps propre qu'il remplace, entre autres : il peut venir à manquer, il n'offre pas la même disponibilité (ce que savent très bien tous les enfants suçoteurs). Bien sûr, il existe aussi des parties du corps propre qui peuvent venir à manquer (sein, excrément, phallus), et c'est bien cela qui met tout un chacun sur la voie de ce que peut bien être un « objet ».

Il existait dans mon enfance un jeu que j'aimais bien et qui s'appelait le jokari, réservé aux malheureux qui n'avaient pas de fronton : une balle en mousse attachée à un élastique, lequel élastique est noué à une masse en bois. Le joueur, armé d'une raquette genre pelote basque, tape de toutes ses forces dans la balle qui, en général, revient en respectant les lois d'une physique élémentaire. Mais il arrivait parfois que le fil se cassât : usure du temps, frappe plus violente, soudain désir de la balle de fuir des coups trop répétés… comment savoir ? Mais je me souviens bien de l'émotion particulière qui marquait pour moi un tel moment, et mon attachement pour ce jeu pendant plusieurs années n'a pas tenu qu'à quelques conditions culturelles ; je tapais comme une brute pour qu'à nouveau, peut-être, le fil se cassât – il n'est pas si facile, pour un enfant, de donner expression à ses relations complexes avec le royaume maternel. Mais lorsqu'il arrivait qu'enfin le fil ainsi se rompît, c'était pour moi *l'instant magique* par excellence : fugitif, fugace, et rare, somme toute. Quand, bien des années plus tard, je pus lire dans Kant que le sublime est à concevoir comme le moment ponctuel de notre arrachement au sensible, je crus voir à nouveau ma balle de jokari me fausser compagnie, pour aller se perdre dans le vaste univers. À la naissance de l'objet « comme tel », il y a du deuil, sûrement, mais accompagné aussi de cette poésie particulière qui marque les moments où il se passe, enfin et vraiment, quelque chose, quand se rompt l'ordre antérieur. C'est aussi bien ce que Lacan salue dans son séminaire *L'angoisse* dans une phrase comme celle-ci : « L'objectalité surgit comme le corrélat d'un pathos de coupure. »

Toujours est-il que cette balle une fois perdue, s'ouvre alors le royaume de ce que Freud nomme, dès les *Trois Essais*, l'*Objektfindung*, la *quête* de l'objet, une quête dont il dit tout de suite qu'elle est, en fait, une *re-quête (Wiederfindung)*.

Freud, cela vaut d'être souligné, invente ici un néologisme : on ne trouve aucun *findung* dans les dictionnaires d'allemand. Le sens du mot n'en est pas moins fort clair, puisque le verbe *finden*, très commun, lui, signifie « trouver, rencontrer, découvrir, mettre au jour », etc. (c'est le *find* anglais), et qu'en rajoutant la désinence *ung*, il fabrique un substantif lié à ce verbe-là. *Findung*, c'est donc le mouvement actif qui porte un sujet à la rencontre : ici, d'un objet.

C'est ici aussi que l'on peut serrer la première vraie difficulté en jeu dans la conception freudienne : s'il est vrai, comme Freud le soutient à propos de cette *Wiederfindung*, que le premier objet *fremde*, étranger, fut bien le sein, comment continuer à soutenir que l'objet de la pulsion est par essence quelconque ? Quoi de moins quelconque qu'un sein relativement à la pulsion orale ? Si le fétichiste devant sa bottine nous dévoile mieux que le bébé pendant l'allaitement ce que c'est que le lien d'une pulsion avec son objet, pourquoi diable avancer qu'au début du début, il y avait un objet assurément non quelconque et que tous les autres à venir ne seront jamais qu'une tentative de retrouver celui-là ?

Peut-être pour céder au grand axiome freudien selon lequel il y a eu une origine au-delà de toute histoire : le meurtre du père, le premier Moïse, le coït des Pankejeff, le refoulement originaire, etc. ? Dans cette liste, il faudrait rajouter : le premier objet de chaque pulsion, celui qui dirait génériquement les propriétés de tous les objets à venir qui conviendront à cette place-là, et dont le nom freudien est : *« l'objet perdu »*.

Mais la question porte d'abord sur le caractère « étranger » dudit objet. Le sein primitif peut-il être considéré comme cet « étranger » ? Et par ailleurs, nous pouvons facilement voir où se situe l'erreur que Lacan dénonce toutes ces années-là au sujet de l'« objet génital total » et de toutes les histoires d'oblativité. La citation de Freud énonçant que les pulsions partielles finissent par former une organisation « fixe en vue de l'atteinte du but sexuel dans un objet sexuel étranger » nous met les points sur les i : si la pulsion génitale fait bien, pour lui, confluer d'une certaine manière les pulsions « partielles », l'objet visé dans ce regroupement n'en est pas pour autant « total ». Voilà l'erreur contre laquelle Lacan va construire une bonne partie de sa position.

L'OBJET *a*
COMME RESTE DE LA DIALECTIQUE SPÉCULAIRE

En raison même de son départ sur le stade du miroir et la nature de l'image spéculaire, Lacan était armé pour lire correctement l'« erreur » qu'il entend dénoncer. L'image spéculaire est, indéniablement, un tel objet « total ». Mais une fois énoncé cela, il est bien clair que cet objet total n'est pas tout. « Total » n'est qu'une qualité et aussi bien, en termes freudiens, il ne faut pas confondre le but de la pulsion et son objet. Or les tenants de l'oblativité ne lisent pas l'écart que Freud maintient dans cette citation entre l'unification des pulsions partielles et l'objet étranger, qu'ils identifient à l'« autre », ce que Lacan lit immédiatement comme « l'image spéculaire ». C'est sur cette base qu'il va construire une nouvelle approche de l'objet *a*, lisible en clair dans la séance du 21 novembre 1962 du séminaire *L'angoisse*.

Il y en avait eu une très sérieuse amorce quelques mois auparavant, vers la fin du séminaire *Le transfert*, lorsque Lacan avait reparlé du stade du miroir en ajoutant ce détail remarquablement absent de toutes ses mentions antérieures (et elles sont assez nombreuses au fil des séminaires !) : qu'il y a un moment où l'enfant fait le geste de se retourner vers l'adulte[5] pour, dit-il par exemple au tout début de ce séminaire du 28 novembre 1962, que celui-ci « entérine la valeur de cette image ». À partir de cette considération, le stade du miroir devient plus clairement qu'auparavant une scène à trois partenaires, et non un face-à-face : il y a l'enfant, l'image et l'adulte (ces trois partenaires sont appelés à porter des noms bien différents selon les présentations envisagées).

C'est alors qu'il introduit sa « dialectique spéculaire », qu'il est facile de résumer car elle tient, d'une certaine manière, à cette seule citation :

> Cet investissement de l'image spéculaire est un temps fondamental de la relation imaginaire, fondamental en ceci qu'il a une limite, et c'est que tout l'investisse-

5. Commentaire de ce point critique dans Guy Le Gaufey, *Le lasso spéculaire. Une étude traversière de l'unité imaginaire*, Paris, Epel, 1997, p. 92-106.

ment libidinal ne passe pas par l'image spéculaire. Il y a un reste *(séance du 28/11/1962).*

Ce reste, il commence par dire que c'est le phallus, mais rajoute-t-il tout de suite, ce phallus « est coupé de l'image spéculaire », pour poursuivre alors, à peine une page plus loin :

> [...] la constitution du petit a qui est ce reste, ce résidu, cet objet dont le statut échappe au statut de l'objet dérivé de l'image spéculaire, échappe aux lois de l'esthétique transcendantale, cet objet dont le statut est si difficile pour nous à articuler que c'est par là que sont entrées toutes sortes de confusions dans la théorie analytique, cet objet *a* dont nous n'avons fait qu'amorcer les caractéristiques constituantes et que nous amenons ici à l'ordre du jour, cet objet *a*, c'est lui dont il s'agit partout où Freud parle de l'objet quand il s'agit de l'angoisse. *L'ambiguïté tient à la façon dont nous ne pouvons faire que d'imaginer cet objet dans le registre spéculaire.*

Quelque chose reste investi libidinalement *au niveau du corps propre,* ne passe pas dans l'image spéculaire, et c'est cela qui a rang d'« objet » désormais. C'est cette disposition qui permet à Lacan de soutenir :

> Le *a*, support du désir dans le fantasme, n'est pas visible dans ce qui constitue, pour l'homme, l'image de son désir. [...] Plus l'homme s'approche, cerne, caresse ce qu'il croit être l'objet de son désir, plus en fait il en est détourné, dérouté en ceci justement que tout ce qu'il fait, sur cette voie, pour s'en approcher, donne toujours plus corps à ce qui dans l'objet de ce désir, représente l'image spéculaire.

Cette dialectique spéculaire, aussi questionnable soit-elle (et notamment : qu'est-ce que peut être ce « tout » de la libido qui ne passe pas dans l'image spéculaire ?), met en place un point décisif dans les avancées sur l'objet *a* : elle le situe en effet comme une positivité (un « reste ») qu'on chercherait en vain dans l'ordre de la représentation, dans l'ordre du spéculaire. En somme : quelque chose existe, qui n'est pas de ce monde (si du moins l'on convient d'appeler « monde » ce qui est représentable, ce qui supporte d'être représenté). C'est à ce prix que l'objet *a* comme cause trouve alors à s'introduire dans l'enseignement de Lacan, mais avec soudain comme trop de positivité. Si bien que, face à quelque chose de si repérable, la question ne peut ne pas se poser : ce reste, où le loger ?

L'objet cause

C'est le 16 janvier 1963 que cette opération de localisation a lieu, et elle a un petit côté réactif. Lacan prend en effet d'abord note que cet objet *a* a été souvent appelé par lui « objet du désir », ce qui à soi seul irait très vite dans le sens de l'oblativité qu'il cherche toujours à combattre : il y aurait un sujet, qui aurait un désir, lequel désir aurait un objet « en avant » de lui, comme s'exprime Lacan ce jour-là.

C'est ce qu'il lui faut alors dénoncer, sinon on ne voit plus ce qui empêcherait de passer de « l'organisation générale » des pulsions à « l'objet général ». Il faut donc placer résolument hors d'atteinte phénoménale cet objet, et c'est ce que va faire la notion de cause.

Reprenant d'abord Freud, Lacan rappelle qu'il ne faut pas confondre, concernant la pulsion, le *but* et *l'objet* – donc il n'y a aucune raison de suivre les phénoménologues dans leurs savantes études sur « l'intentionnalité » qui est une sorte de mixte permanent de but et d'objet. Au contraire, depuis Platon au moins, la notion de cause, au sens fort du terme, joue sur un tout autre registre. Dans le *Philèbe*, par exemple (24-27), Socrate fait rapidement admettre à son faire-valoir du moment, un certain Protarque, ceci :

> Par conséquent, c'est une chose autre, et non la même, que la cause et ce qui, pour venir à exister, est asservi à une cause.

La cause *en tant que telle* n'est donc pas nécessairement dans ce monde sensible réservé aux phénomènes, et c'est pourquoi elle peut fort bien échapper à l'enquête mondaine pour se révéler n'être jamais qu'un *intelligible.* (C'était déjà la nature du noumène kantien). Si bien que Lacan finit par avancer l'idée selon laquelle cet « objet cause » n'est pas ce vers quoi le désir tend, mais ce qui est à situer « derrière » le désir, façon pour lui d'imaginariser ce qui soutient le désir quand celui-ci, se mettant en œuvre, se dirige vers autre chose. L'exemple pris à ce moment-là n'est autre que celui du fétichiste « à la bottine » qui ne se pâme pas forcément devant une bottine, mais qui a assurément besoin d'une bottine pour accomplir un but beaucoup plus commun, qui est de jouir plutôt génitalement. C'est en ce sens que nous sommes bien des pervers puisque, pour atteindre à quelque satisfaction sexuelle, nous prenons un appui, même si pas toujours très conscient, sur un fantasme (par où se vérifie un dire de Freud selon lequel « les fantasmes des névrosés, les mises en acte des pervers et les délires des paranoïaques » sont tous de même facture).

L'objet *a* est donc un objet *cause* parce que, par définition, la cause manque à l'appel ; c'est même ce qui la qualifie comme cause, *comme telle*.

La pulsion et son trajet

Toutes les subtilités que nous venons d'évoquer entre l'objet génital et l'objet *a* résonnent, lors de la séance du 13 mai 1964 des *Quatre Concepts fondamentaux*, dans une assez géniale homophonie :

> L'intégration de la sexualité à la dialectique du désir passe par la mise en jeu de ce qui, dans le corps, méritera que nous le désignions par le terme d'appareil – si vous voulez bien entendre par là ce dont le corps, au regard de la sexualité, peut s'appareiller, à distinguer de ce dont les corps peuvent s'apparier.

Lacan a bien raison de nuancer d'entrée son propos par ce « si vous voulez bien entendre », car les dictionnaires (*Robert*, *Littré*, le *TLF*) ne lui donnent guère raison. « S'appareiller », ce n'est pas s'affubler d'un appareil, mais se trouver un pareil. Exemple : « Quand la tourterelle a perdu sa compagne, elle ne s'appareille plus avec une autre. » Or « apparier » n'est pas si différent, signifiant pour les animaux tout du moins : « accoupler le mâle avec la femelle ». Exemple : « apparier des pigeons, des tourterelles » (*Robert*).

Si « l'on veut bien entendre » Lacan dans son effort de clarification, il nous faut distinguer *le fait de se donner un pareil*, et *le fait de se donner un appareil*. Mais alors, la question devient vertigineuse : dans l'acte sexuel, pour ne prendre que cet exemple, le partenaire, c'est un « pareil » ou un « appareil » ? Je n'aimerais pas avoir à répondre à une telle question sous la torture ! Mais en même temps, c'est bien dans ce splitting-là que Lacan nous propose de comprendre l'objet de la pulsion en tant que « partiel » : un appareil *sans pareil*, qui du moins n'a rien à voir avec un « pareil », un semblable, un i(a).

« La meilleure formule » que Lacan trouve alors pour spécifier la place de l'objet dans ce trajet de la pulsion, c'est, dit-il, « que la pulsion en fait le tour ». D'où le schéma fort connu où une flèche genre « graphe du désir » vient trouer une surface fermée pour y retourner après avoir « fait le tour », en effet, d'une lettre en italique : *a*, autorisant le distinguo anglais entre *aim*, la visée, le dessein, et *goal*, le but, la marque.

Pour imagé qu'il soit, ce « faire le tour » n'est pas si clair, dans la mesure où Lacan est bien obligé de faire jouer l'équivoque entre « faire le tour de quelque chose » (qui donc existe, ne serait-ce que spatialement : le tour d'un stade), et « faire un tour », à savoir un tour d'escamotage, un « tour » où la fiction est dominante.

Puisqu'il est permis de savoir (*cf.* citation antérieure de Lacan), qu'on ne trouvera pas une image correcte pour donner corps à ce qui s'exclut de lui-même de l'imaginaire, ce fameux objet (a), nous ne pouvons que multiplier les images, de façon à créer une espèce de « vibration » imaginaire, laquelle pourrait alors servir d'index à quelque chose d'un autre ordre.

Reprenons donc notre balle de jokari, et convenons de dire que, tant que la balle reste attachée à son élastique, il ne se passe rien d'autre qu'un jeu auto-érotique (au sens de Freud). Cette balle est alors l'un de mes multiples *appareils.* L'élastique suffit à faire qu'elle n'ait pas son pareil. Mais poursuivons le jeu jusqu'au moment où le fil casse, et créons alors un « jeu de langage » qui n'aurait peut-être pas déplu à Wittgenstein : convenons à nouveau d'appeler « objet » ce qui, à première vue dans cette histoire, mériterait plutôt de s'appeler « événement » : la rupture dudit élastique. Il ne nous restera plus qu'à fignoler l'appellation en le désignant comme « objet *a* ».

Que vont donc voir, en effet, en procession, tête obstinément levée, tous les pèlerins qui encombrent la chapelle Sixtine au point de menacer gravement l'équilibre chimique du lieu, et donc les peintures du plafond ? Rien d'autre que cet écart entre deux index fameux, lequel écart appartient à la même classe d'objets que la rupture de mon élastique.

La *cause* de mon *objektfindung*, ce n'est pas tant la balle elle-même que l'objet-rupture. Et de ce point de vue, il est très remarquable que ce plafond de la chapelle Sixtine soit devenu, à peu près comme *La Joconde*, une formidable « machine à déposer le regard ». C'est par milliers qu'on vient voir – quoi ? – ce que des millions ont vu. Point.

Face à de tels événements dans l'ordre de l'image, il y a deux voies de compréhension. On peut vouloir à tout prix rester dans l'ordre de la représentation, et dire que ce qui est regardé, c'est, *au-delà du tableau*, un ineffable, un indicible dont le fameux sourire jocondesque serait l'expression paradigmatique, et quasi nouménale. On peut ainsi prendre ces peintures pour des icônes, et chercher, encore une fois « au-delà » de l'image, la « présence » qui la justifie et fonde sa puissance d'attrait.

Mais on peut aussi concevoir les choses différemment, et se dire que l'essentiel n'est pas « au-delà », mais « en deçà » : on vient voir *La Joconde* pour s'en faire séparer, se faire marquer du trait de la séparation, réitérer un geste de rupture qui nous relègue dans l'immense troupeau humain. Voir *La Joconde* assure de nos jours une fonction baptismale. Comme le baptême inscrit l'humain dans l'ordre de la faute originelle et donc de la séparation, un tel tableau permet de mesurer furtivement un écart irréparable entre ce qu'il présente assez frauduleusement comme une représentation et le regard anonyme d'un sujet. Cet anonymat serait sûrement plus sensible si, à la sortie des lieux où sont exposés ces objets de culte, chacun se trouvait « tamponné » de la formule anonyme par excellence : « a vu *La Joconde* ».

Pour qu'on ne ramène pas toujours tout à Saussure, je m'efforcerai par la suite de montrer que cette bascule de l'économie générale du signe a véritablement commencé avec l'introduction, vers la fin du XVIe siècle, chez les mathématiciens, du zéro comme signe et, presque en même temps, de la notion de variable en algèbre. L'un et l'autre sont des « objets » eux aussi très curieux, qui ont servi d'amorce de rupture dans le sacro-saint signe-représentation. Aussi lointains qu'ils puissent paraître à première vue de toute activité libidinale, ce sont eux qui nous offriront un accès un peu moins imaginaire à ce que je viens de présenter comme simple rupture d'un élastique.

La relique

Cette rapide recension des différentes valeurs conférées par Lacan à l'objet *a* ne peut que laisser dans un certain embarras : et d'abord, en quoi cet « objet *a* » mérite-t-il son nom d'objet, lui qui doit ne tomber sous aucun concept *(nihil negativum)*, ne pas posséder d'image spéculaire et donc être strictement incomparable, « sans pareil » ? Toutes ces conditions, *a priori* fort exorbitantes pour un « objet », ne semblent pas pour l'instant faciles à marier, et c'est la raison pour laquelle il devient nécessaire de soutenir ce qualificatif d'« objet » dans sa dimension d'objet métonymique.

Or il existe, depuis des siècles et des siècles, des objets d'un type très spécial, qui pourraient peut-être nous livrer quelques secrets sur ce qu'on peut entendre par « objet métonymique ». Il est clair en effet, dès qu'on s'en approche, que leur valeur ne leur est pas intrinsèque, mais tient exclusivement au fait qu'ils sont détachés, séparés d'un ensemble plus vaste, dont on va voir qu'il est conçu comme ayant été lui-même détaché, séparé d'un ensemble encore plus vaste. J'ai nommé : la relique. Je ne prêche là aucune identité entre « relique » et « objet *a* » ; mais j'estime par contre qu'à éclairer le phénomène relique d'une certaine façon, nous devrions, comme par réverbération, en obtenir quelque lumière sur la nature et le mode de fonctionnement de l'objet *a*.

Le virage augustinien

On ne percevra clairement le statut de cet objet « relique » qu'à le prendre avec rigueur dans l'un de ses moments constitutifs, par exemple au sein de la tradition chrétienne. Bien sûr, la relique au sens large date de la nuit des temps. Aussi loin qu'on peut se complaire à imaginer les débuts de l'humanité, on la conçoit comme attachée à des bouts de quelque chose laissés par les temps et les êtres antérieurs. Aussi loin que plonge le regard archéologique, il y a trace de culte des ancêtres, et toujours ce culte prend appui sur des réalités physiques qui sont « l'objet » de la piété mise en œuvre. De même aujourd'hui, sans déployer une clinique très sophistiquée, pouvons-nous observer en nous et autour de nous, même chez les plus négligents, les plus distraits, les plus blasés, etc., le mouvement qui nous porte tous à conserver, contre toute raison apparente, parfois toute une ribambelle d'objets hétéroclites, et à trouver ce faisant notre image caricaturale dans le personnage du schizo clochardisé poussant dans son caddie un maximum de sacs plastiques eux-mêmes pleins à craquer…

Mais cet abord trop immédiat, trop brutalement affectif de la relique risquerait bien de nous boucher les yeux sur sa fonction essentielle. Bien sûr, il s'agit de « faire lien » *au moyen* d'objets, de prendre appui sur une conception matérialiste du lien, mais lien *avec quoi* ? C'est là que ça se complique.

Il ne faut pas croire que l'Église a toujours accueilli avec respect et dévotion la présence de reliques, entendues comme fragments de corps de martyrs. On en a le témoignage certain avec Augustin, qui n'avait pas une très haute opinion du culte des reliques pendant la majeure partie du temps où il fut évêque d'Hippone, et ne changea d'avis qu'une quinzaine d'années avant sa mort (en 430). C'est aussi que l'une des sectes qu'il combattait avec le plus de virulence, les donatistes, qui possédaient dans les provinces d'Afrique ses plus gros contingents, rassemblait de fervents pratiquants de ce culte, qu'ils alimentaient en se faisant eux-mêmes martyrs, en mourant pour Dieu en se jetant du haut de certaines falaises. Augustin n'avait que dégoût pour de telles pratiques sacrificielles et, en bon intellectuel qu'il était, ne parlait pas trop de ces sujets vulgaires.

Mais il y avait eu, à Carthage, au début du IVe siècle, l'affaire de la dame Lucile, qui n'avait pas été pour rien dans le schisme donatiste. Vers 305-306, cette dame se fit réprimander pour sa dévotion incontrôlée envers les reliques. Voici ce qui en est dit :

> Avant de recevoir la nourriture et la boisson spirituelles, elle baisait, dit-on, un os de je ne sais quel martyr et faisait passer avant le calice du salut l'os de je ne sais quel mort, car s'il était martyr, il n'était pas encore officiellement reconnu comme tel[1].

---

1. Victor Saxer, *Morts, martyrs, reliques en Afrique chrétienne aux premiers siècles,* Paris, Beauchesne, coll. « Théologie historique » n° 55, 1980, p. 233.

Le problème, ce n'était pas qu'elle usât de certains os pour se préparer à recevoir la communion, mais que ces os n'étaient pas bien identifiés. C'est là que ça devient intéressant, et où l'on peut commencer à percevoir que la relique n'est pas une affaire strictement privée, comme on pourrait trop vite le croire.

Vers 345-348 se tint, à Carthage également, un concile sous la direction de l'évêque Gratus, et ce concile légiféra pour la première fois en matière de « tombes et de vénérations des martyrs ». Voici un extrait de son canon 2 :

> Que personne ne porte atteinte à la dignité des martyrs en élevant à leur rang des défunts ordinaires dont les corps ont été admis à la sépulture par pure miséricorde de la part de l'Église. C'est pourquoi, ceux que la folie a poussés au suicide dans les précipices, ou qui ont été ensevelis à part en raison de quelque autre péché, ne peuvent recevoir le titre de martyr. Et cela, pour aucune des raisons et aucune des circonstances réservées à la célébration des (vrais) martyrs. Si la gloire des martyrs était attribuée à ces fous et venait à en subir un préjudice, le concile a décidé de punir les responsables : les laïcs seront soumis à pénitence ; s'il s'agit de clercs, ils doivent être déposés[2].

Ainsi donc, le schisme donatiste aura, plus que toute autre chose, animé de violentes querelles autour de la question des reliques, prise momentanément sous l'angle de l'authentification des

---

2. V. Saxer, *Morts, martyrs, reliques…*, *op. cit.*, p. 236.

martyrs, question éminemment ecclésiale. Mais c'était aussi un problème de simple police, et nous possédons certaines lettres impériales qui traitent directement de ce sujet. En voici une des trois empereurs Gratien, Valentinien et Théodose au préfet Pancrace :

> Tous les corps, renfermés dans des urnes ou des sarcophages de surface, doivent être déposés hors de la ville. Pour que nul ne mette une industrie trompeuse et rusée à se soustraire aux intentions de la loi en estimant qu'il est permis d'enterrer les morts au siège des apôtres ou des martyrs, qu'on sache et qu'on comprenne qu'ils doivent aussi être éloignés de ces lieux comme du reste de la ville[3].

Bien avant que Calvin ne tonne en plein milieu du XVIe siècle contre les pratiques de la « prostituée romaine » en écrivant son fameux *Traité des reliques*, il y avait donc, dès les tout débuts de l'Église, un très fort trafic de reliques. Augustin lui-même écrivait en 401 :

> On voit partout tant d'hypocrites sous l'habit monacal ; ils parcourent les provinces sans mission, sans maison, sans stabilité, sans siège. Les uns vendent les membres des martyrs, si toutefois il s'agit bien de martyrs ; d'autres « font bien larges leurs phylactères, et bien longues leurs franges » (Mat. 23,5)[4].

---

3. V. Saxer, *Morts, martyrs, reliques…*, *op. cit.*, p. 239.
4. *Ibid.*, p. 240.

De façon générale, Augustin entretient la même méfiance vis-à-vis des reliques que vis-à-vis des miracles : « La foi, écrivait-il alors, est d'autant plus forte qu'elle ne recherche pas les miracles. » C'est très bien visé, mais c'est aussi sur ce terrain qu'il allait retourner sa veste, à la suite d'une sorte de raz-de-marée provoqué par l'arrivée, en terre d'Afrique, des reliques de saint Étienne.

Saint Étienne, dans ce décor-là, n'est vraiment pas n'importe qui : c'est le premier martyr. Le tout premier, au point même qu'on l'appelle couramment dans les textes le « protomartyr ». À peine le Christ était-il mort, et ressuscité, qu'Étienne, l'un des sept premiers diacres, fut lapidé (en 33) par un pharisien, non sans proclamer, avant d'expirer : « Je vois les cieux ouverts et le Fils de l'homme debout à la droite de Dieu. » Les raisons de sa lapidation sont instructives : il y avait dans le premier groupe de chrétiens, deux tendances : les Hébreux (Pierre, Jacques, Jean) et les « hellénistes », qui parlaient grec, et lisaient la loi de Moïse en grec. Étienne était de ceux-là, et se prit à critiquer les temples juifs en décrétant que c'étaient des maisons construites par les hommes, et que Dieu ne les habitait pas. Cela énerva passablement un certain pharisien, lequel lapida Étienne sous le regard placide d'un autre pharisien qui s'appelait Saul. Un jour, sur le chemin de Damas, ce Saul devait s'apercevoir de sa tragique méprise, et s'appeler alors Paul avant de devenir l'un des fondateurs de l'Église. Et donc, en 415, débarquent en terre d'Afrique quelques parcelles d'ossements et un peu de chair réduite en poussière, ayant appartenu à saint Étienne. « En un rien de temps, écrit Victor Saxer[5], l'Afrique en est submergée. » Comment la chose s'est-elle passée ?

En décembre 415, l'évêque Jean de Jérusalem se préparait à se rendre au concile de Diospolis, quand un certain Lucien le prévint que lui avait été révélée (l'histoire ne dit pas comment) l'existence de reliques de saint Étienne. Jean le charge de les rechercher, et Lucien les trouve. Sur quoi Jean se dépêche de venir les reconnaître et les fait transférer solennellement dans l'église Sainte-Sion de Jérusalem. Mais Lucien avait gardé secrètement par-devers lui quelques ossements moins importants et de la poussière qu'il croyait avoir été de la chair du saint, qu'il laissa à Avit de Braga, espagnol comme lui, résidant alors à Jérusalem. Or en ce temps-là, Augustin avait dépêché dans la même Jérusalem un émissaire, un certain Paul Orose, afin qu'il obtînt la condamnation de Pélage (et donc du pélagisme, l'idée selon laquelle Dieu distribue sa grâce en fonction des œuvres et des mérites de chacun ici-bas). Et Paul Orose était sur le point de rentrer bredouille, quand son compatriote Avit de Braga lui confia les quelques restes de saint Étienne que Lucien lui avait laissés. Sur le chemin du retour, Orose les distribua largement, et notamment à Évode, évêque de la

5. V. Saxer, *Morts, martyrs, reliques…*, *op. cit.*, p. 245.

province d'Uzali, où les reliques du protomartyr allaient se montrer soudain si prolifiques que l'Afrique entière allait s'enflammer – et Augustin avec elle – à l'annonce de leurs succès.

Pas moins de vingt miracles recensés à Uzali dans les deux ou trois années qui suivent, et Augustin commence à marquer le coup. Dans ses sermons à partir de 425 se multiplient les mentions relatives aux miracles causés par les reliques du protomartyr présentes désormais à Hippone (elles furent déposées dans la cathédrale d'Hippone au cours de l'hiver 424-425), comme de même elles abondent dans *La cité de Dieu,* son dernier ouvrage écrit en 427, on l'on en compte exactement vingt-trois mentions. Plus encore : il fait construire une *memoria* (une chapelle neuve) qu'il consacre le 19 juin 425, et le diacre Eraclius est chargé de construire rapidement une hôtellerie, vu l'afflux des pèlerins.

Devant tant de succès, c'est la notion même de reliques qui s'étend. Il y a d'abord, bien sûr, les restes authentifiés du martyr, aussi infinitésimaux soient-ils. Ainsi, très vite les restes de saint Étienne furent-ils encapsulés dans une ampoule de verre, selon une tradition qu'on rencontrera souvent par la suite concernant les reliques « fragiles » (cheveux, poussière, etc.). Mais le contact avec la relique peut suffire, comme le montre le dix-septième miracle rapporté dans *La cité de Dieu* :

Retour à la vie d'une religieuse de Caspaliana, près de Calama, grâce à une tunique qui avait touché les reliques locales de saint Étienne.

Plus net encore, le quatrième miracle de cette série :

Guérison d'un cancer du sein chez une femme de Carthage, sur laquelle la première néophyte sortant du baptistère traça un signe de croix.

Ces reliques « par contact », comme cette tunique, possédaient même un nom spécial : on les appelait des *brandea*.

Ainsi se dégage clairement le principe même d'action de la relique : en elle-même, elle ne vaut rien, et l'adorer serait le comble de l'hérésie. Elle ne vaut que par sa capacité à intercéder, à être un intercesseur entre la créature et le Dieu, *étant fermement supposé que Dieu n'a pas pu refuser sa grâce à un martyr.* Ici est le point délicat de toute la chaîne de contiguïtés multiples qui justifie le fonctionnement et donc l'existence de la relique. Mais ce lien n'est pas uniquement en direction du passé : si une conviction animait les premiers chrétiens, c'était bien celle de la résurrection des corps au Jugement dernier, et donc le morceau de martyr présent dans la relique était pris dans la certitude qu'il rejoindrait le « corps glorieux » du martyr au jour J. C'est ici qu'on peut apprécier à quel point une relique mérite de s'appeler un « objet métonymique » : la partie pour le tout, et pourquoi les possesseurs de reliques étaient intimement persuadés de posséder le saint ou le martyr « en personne », *in toto*. En ce sens, la relique n'était pas seulement le reste d'un passé prestigieux, mais l'annonce d'un futur plus prestigieux encore ; elle n'était rien qu'un morceau de ciel sur la terre, par martyr ou saint interposé, une sorte de gage d'être du bon côté au jour du Jugement.

Sa logique du contact est ici très pure : rien d'autre ne la justifie, et donc nous pouvons avoir le sentiment d'un objet rigoureusement métonymique[6]. Prélevé sur le martyr, lui-même conçu comme ayant déjà gagné le ciel, c'est avec la relique une chaîne ininterrompue de contiguïtés successives qui permet de remonter du *hic et nunc* de la relique à la gloire du Père. On se contentera pour l'instant de remarquer que cette logique du contact est bien entendu une logique de la *partition,* sous-tendue par l'idée constante que ce qui est aujourd'hui mis en part, partagé, hier fut un, et le sera à nouveau demain *(Doomsday).*

Cette logique du contact confère à la relique une « aura » de présence sans égale : confronté au fragment de cette chaîne qui conduit droit à Dieu, tout homme, pécheur par définition, souffre d'une sorte de « manque-à-être », surtout depuis que saint Augustin, luttant contre le manichéisme, eut presque inventé la notion de péché comme « défaut d'être ». La relique, c'est peut-être du presque-rien, mais c'est de « l'être plein », sans trou, sans manque, un peu comme en physique aujourd'hui on trouve cette notion « d'effondrement » de la matière, là où

6. On n'oubliera pas ici qu'un des mots-clefs de *Totem et tabou* est *Berhürung,* le « contact », lequel est au fondement du tabou.

il n'y aurait plus d'interstices entre le noyau et les électrons, de sorte qu'un centimètre cube pèserait tout de suite quelques milliers de tonnes.

Avant de quitter saint Augustin et les débuts du Ve siècle, deux points restent à fixer concernant le statut de la relique. Il ne faudrait d'abord pas croire que nos lointains aïeux gobaient tout et n'importe quoi comme relique : la question de l'authentification s'est toujours posée à eux au sujet de ces reliques, et s'il est clair qu'ils ne mettaient pas en avant nos critères actuels d'archéologue grand praticien du carbone 14 et autres méthodes de datation, ils avaient leurs propres armes. Une relique n'existait pas sans un minimum de lettres ou de tradition orale, et il n'était pas si facile, aux petits malins de l'époque, de « fabriquer » de la relique. C'est là un point d'importance pour nous puisque la relique, ce trognon d'objet dérisoire, n'est remarquable et remarquée qu'à la condition qu'une parole, qu'une glose ait réussi à « prendre » autour d'elle. Face à cette nécessité d'authentification, le miracle – qui appelle, lui, naturellement au récit – est tout de suite venu comme l'ingrédient indispensable à la reconnaissance de relique. Dans le défaut de pouvoir assurer avec certitude la reconstitution d'une continuité sans faille du martyr lui-même à la relique, le miracle doit venir faire la soudure, et donc *la preuve*, que le divin est chez lui dans la relique.

Tout ceci est indispensable pour comprendre le fonctionnement *religieux* de la relique. Mais c'est seulement avec le Moyen Âge et sa façon d'user de la relique que nous en percevrons mieux la fonction sociale sans laquelle il n'est pas d'intelligence de la subjectivité liée à cette relique.

La relique médiévale au fondement de l'ordre social

Les croisés ramenèrent des quantités industrielles de reliques de leurs expéditions en Terre sainte ; mais ce fut bien avant leur razzia que les reliques connurent un succès particulier dans l'Occident chrétien, dès le IXe siècle. À cela, de trop nombreuses raisons pour qu'on puisse songer en faire le dénombrement.

Parmi elles, le schisme d'Orient qui, après la très grave crise iconoclaste du VIIIe siècle, mettait surtout en avant les images iconiques, servait de repoussoir à l'Occident attaché à ses reliques. Voici ce qu'on peut lire dans les *Libri Carolini :*

> Ils [les Grecs] placent presque tout espoir de leur crédulité dans les images, mais il demeure constant que nous vénérons les saints dans leur corps ou, mieux, dans leurs reliques, voire dans leurs vêtements, suivant l'antique tradition des Pères[7].

Et pourquoi valait-il mieux vénérer des reliques ? Au dire même de l'auteur des quelques lignes précédentes : parce qu'il ne saurait y avoir d'égalité entre

---

7. Cité dans Patrick J. Geary, *Le vol des reliques au Moyen Âge*, Paris, Aubier, 1993, p. 63.

les reliques et les images, puisque seules les reliques auront part à la résurrection à la fin du monde.

Ce furent surtout les Carolingiens, à commencer par Charlemagne lui-même, qui mirent particulièrement l'accent sur les reliques. En 803, il édicta la règle selon laquelle « tous les serments devaient être prêtés dans une église ou sur des reliques ». Quand on sait que chaque autel devait, depuis le canon *Item placuit* du Ve concile de Carthage en 401, posséder une relique, cet édit de Charlemagne revenait à généraliser la pratique du serment sur relique.

Une troisième et très puissante raison de la force nouvelle des reliques tenait à leur puissance économique, dans un monde où les échanges restaient désespérément pauvres. Par l'afflux de pèlerins qu'elles provoquaient dès qu'elles s'avéraient bonnes faiseuses de miracles, les reliques de haut rang étaient une source de revenus parfois très importants pour certaines communautés religieuses[8], sans compter le fait que ces mêmes reliques leur permettaient aussi parfois de tenir la dragée haute à quelque hobereau local prêt à faire main basse sur le monastère : s'il ne respectait pas les moines, la relique en leur possession saurait lui montrer de quel bois elle se chauffait…

---

8. Voir le succès de la cathédrale d'Amiens qui, avec sa relique de la tête de saint Jean-Baptiste, a drainé des foules entières au fil des siècles ; cette relique fut cachée sous la Révolution, pour refaire surface en grande pompe sous la Restauration… Elle a fait la fortune de la ville, qui lui doit sa cathédrale, désormais classée « trésor de l'humanité ».

Toujours est-il que l'incessant besoin de reliques devait conduire dès l'époque carolingienne à un « genre » nouveau dans les récits hagiographiques : les *Furta sacra*, qu'on peut traduire sans prendre trop de liberté par : les vols de reliques. Ces récits, très monotones une fois repérées les quelques variantes qui les émaillent, racontent tous l'histoire suivante : un voyageur (le plus souvent un homme d'Église, mais pas toujours) arrive dans un lieu, et apprend (ou découvre) que les reliques d'un certain saint sont délaissées. Usant de temps, et bien souvent de ruse, il se fait admettre par la population locale et une nuit, il fracture la tombe du saint, s'empare de ses restes, et s'enfuit. Le plus souvent, les autochtones, alertés par « l'odeur suave » qui se répand dès que la tombe a été fracturée, font obstacle par la force au voleur. D'une façon ou d'une autre celui-ci vient à bout de ses opposants (encore une fois plus par la ruse que par la force), et il rejoint sa communauté qui l'accueille en triomphateur. On fête l'arrivée des reliques en présence des plus hautes autorités ecclésiales, qui bénissent le larcin.

Ces récits se multiplient dans l'Occident chrétien, mais leur monotonie même laisse entendre qu'il ne faut pas systématiquement croire ce qu'ils racontent, qu'ils sont en eux-mêmes un « genre » littéraire qui répond à une fonction précise, certes, mais assez étrangère à ce que nous attendons par ailleurs comme véracité historique. Cette fonction revient à la production d'un récit, non pas exactement « authentificateur » – ce serait trop dire –, mais justifiant la provenance de la relique. De fait, bien souvent, elle avait été achetée[9], mais c'était ce qui était alors franchement inavouable.

Par ailleurs, bon nombre de reliques provenaient de saints si obscurs qu'en produisant, même très tardivement, un récit qui expliquait leur *translatio*, leur arrivée dans la communauté, on ne pouvait qu'en tirer bénéfice. Les récits que Geary nous transmet sont parfois assez hauts en couleurs, et l'on pourrait passer beaucoup de temps à les détailler. Mais il nous faut surtout distinguer entre les vols effectifs, et les récits de vols, les *Furta sacra*. Des vols eux-mêmes, nous n'avons pas grand-chose à dire, sinon qu'ils sont plus que vraisemblables, vu qu'il s'agissait de biens de très haute valeur sous un très faible volume. Par contre, les récits nous introduisent à une conception des choses que le vol seul ne nous aurait pas permis d'atteindre, et qui éclaire la nature même de la relique.

Puisque les reliques du saint sont convoitées du fait de leur puissance à faire des miracles, on conçoit que ces restes n'aient jamais été envisagés comme devant rester passifs au moment d'être ainsi « trans-

9. Il y eut de très célèbres marchands de reliques, notamment un certain *Deusdona* qui, bon connaisseur des catacombes romaines, fournissait au début du IXe siècle les cours européennes en reliques de saints prestigieux. Comme l'écrit Geary : « Les trafiquants de reliques des IXe et Xe siècles ressemblent comme des frères aux fournisseurs en objets d'art du XXe siècle. Au mieux, les voleurs étaient des receleurs de première qualité ; au pis, c'étaient des pilleurs de tombes. »

latés » d'un lieu à un autre. Cette activité du saint, sa capacité à réagir défavorablement – mais donc tout autant favorablement quand il ne s'oppose pas au vol – le met évidemment en position de sujet, au sens classique du terme : agent de l'acte. C'est un pas que n'hésite pas à franchir Geary vers la fin de son étude :

> Cette étude est partie de l'idée que les reliques sont au fond des objets neutres et passifs qui ne peuvent jamais réfléchir que les valeurs dont la société les investit. Les reliques, nous l'avons vu, sont des objets symboliques d'une espèce très particulière : des symboles sans signification intrinsèque. Il nous faut maintenant changer de point de vue : ne plus voir dans la relique un objet, mais un sujet. Cette perspective s'impose parce que en un sens très élémentaire les hommes du Moyen Âge percevaient les reliques comme des êtres vivants, bien plus vivants, en fait, que les personnes qui imploraient leur aide.

Pour apprécier ce renversement, il faudrait s'attarder plus longuement que nous ne le pouvons sur le culte des saints chez les catholiques. Le saint est un agent sur le modèle du Christ, et d'ailleurs jusqu'à la Réforme et au-delà, on considérait l'hostie comme une relique. Toutes deux possédaient en effet des fonctionnements largement identiques : une fois l'hostie consacrée, elle était bien une partie du corps et du sang, tellement même qu'une hostie frappée pouvait laisser couler du sang (les reliques saignaient aussi pas mal quand on les maltraitait). Enfin, comme on l'a vu précédemment, les reliques étaient les partenaires obligés des serments. Il ne faut donc pas perdre de vue cette notion de « relique vivante », mais il ne suffit pas qu'il y ait « vie » pour qu'il y ait « sujet ». Le pouvoir de la relique est rapporté à celui du saint dont elle provient, mais le saint n'est lui-même qu'un intercesseur, et c'est donc la félicité divine qui est à l'œuvre *via* le saint, et non de son simple fait.

C'est tout de même pour toutes ces raisons qu'on en vint à considérer ces vols plutôt comme des « enlèvements », dans l'impossibilité de clairement différencier une qualité d'« objet » ou une qualité de « sujet ». La relique apparaît plutôt comme un « objet-sujet » tendu à l'extrême entre ces deux bornes : rien de plus « objet », de plus réduit au rang d'objet quelconque et sans signification ; mais en même temps rien de plus puissant sur cette Terre s'il est vrai qu'à travers ces choses-là, c'est le bras de Dieu lui-même qui se tient prêt à frapper ou à bénir.

Cela dit, il y a un autre signe du fait qu'elles étaient considérées comme des sujets : lorsqu'après avoir été suffisamment et convenablement priée, la relique n'exauçait pas tel ou tel vœu pressant de la communauté qui l'abritait, cette communauté pouvait demander à l'autorité ecclésiale du coin la permission d'instaurer une période d'*humiliation de la relique*. Celle-ci était mise à terre et n'était plus honorée pendant un temps *x*, au terme duquel on la remettait en honneur au décours d'une fête quelconque. On ne se considérait donc pas comme absolument sans recours face à une certaine nonchalance du bon vouloir de la relique, c'est-à-dire du saint invoqué *via* cette relique.

Enseignements de la relique

Que peut donc nous enseigner la relique, plus que l'objet fétiche[10] dont Lacan fait usage dans *La relation d'objet* lorsqu'il entreprend de donner corps à l'expression « objet métonymique » ? Sa description de l'objet fétiche, de sa genèse surtout, est suffisamment simple pour être rappelée brièvement : dans son enquête qui va lui découvrir la castration maternelle, le sujet s'arrête à une étape antérieure, *prévenu qu'il est de la suite des événements,* et institue alors tel ou tel objet, pris dans sa positivité d'objet, comme valant métonymiquement le manque phallique, autrement dit le phallus. Ainsi, le petit Hans ne sera pas fétichiste parce qu'il ne s'arrête pas à la culotte maternelle, elle le dégoûte, quand il la voit il crache et il ferme les yeux : l'intéresse par contre au plus haut point ce qu'il y a (ou ce qu'il n'y a pas) derrière.

La relique est elle aussi le dernier vestige mondain sur le chemin de la puissance divine. Comme l'objet fétiche, elle est un élément mitoyen entre le monde de la perception (elle peut se voir, se toucher, se transporter, se voler, etc.), et celui de la supposition (ou de la foi). Et c'est parce qu'elle est

10. Sur les rapports entre objet fétiche, objet relique et objet phobique, voir G. Le Gaufey, « Tous ces objets qui nous tournent le dos », *Revue du Littoral*, n° 42, Paris, Epel, printemps 1995.

un tel élément mitoyen au lieu de l'écart maximum – celui-là même que j'évoquais avec le plafond de la chapelle Sixtine – c'est parce qu'elle touche à deux ordres aussi séparés qu'elle est, *à elle seule*, une *coupure*.

Puisqu'il ne s'agit, en tout cela, que de contiguïté et contacts successifs, on peut suivre au plus près la chaîne en jeu dans la relique : ce bout d'os a jadis appartenu à un être dont la qualité de saint ou de martyr m'oblige à penser que son âme est au ciel, pas loin des sommets de la félicité. Mais il y a plus. Il y a ce qui est au centre de la foi chrétienne : la *résurrection des corps*. C'est là ce qui « alimente » indéfiniment la puissance d'attrait de la relique. Si on imagine au contraire une relique profane, ce machin qui vous vient de ce grand-père autrefois adoré, il peut se faire qu'il y ait quelque fléchissement au cours du temps. On peut bien sûr y tenir ferme toute sa vie, mais on peut aussi en venir à la balancer un jour, quand le souvenir du grand-père s'estompe, ou qu'on a appris sur lui des choses qu'on aurait préféré ne pas apprendre.

Par contre, si ce bout d'os doit, au jour du Jugement dernier, retourner à l'intégralité physique dont il est issu, et qu'on soit à l'avance certain du Jugement de Dieu à son endroit, on a alors affaire à quelque chose qui participera à coup sûr de la félicité éternelle. La relique est en ce sens un placement sûr pour ce qui est de la dévotion. Entre l'Altérité maximum – Dieu dans toute sa gloire – et le pauvre ici-bas, dans cet « entre-deux »-là se tient la relique, et l'on comprend aisément que son aspect éminemment partiel, loin de l'affaiblir, la qualifie au maximum.

Mais l'on n'a encore rien dit de l'essentielle qualité de la relique, qui l'oppose diamétralement à cette notion si subtile de l'Esprit saint. La relique, s'il est en son principe d'être indéfiniment divisible, est toujours *localisée* : quoi qu'elle soit, elle est en cet endroit, et pas ailleurs. Elle oriente tout l'espace autour d'elle, ni plus ni moins que dans la relativité générale d'Einstein la présence des masses, qui *donne forme* à l'espace alentour. Pour s'en convaincre, il suffit de songer un instant à ces cohortes de pèlerins qui pendant des siècles allèrent à Compostelle ou ailleurs uniquement pour toucher pendant quelques secondes la relique, ou au moins l'approcher au plus près qu'il était possible.

Sans aller si loin dans le temps, on peut observer la dramatisation de l'espace que crée la relique la plus banale aujourd'hui : l'objet d'art prestigieux (*La Joconde*). Ce ravinement de notre monde si peu naturellement orienté est un des grands charmes de la relique, et introduit à une topologie élémentaire où deux mondes, par définition étrangers l'un à l'autre, entrent ponctuellement en contact.

Les reliques sont donc les lieux de contact *(Berhürung)*, de soudure *(Verlötung)* entre l'ici-bas et l'au-delà ; elles sont les grains d'Altérité absolue, semés au hasard des vents sur la planète. Elles ne sont plus, comme au temps du paganisme, les multiples localisations de multiples dieux, mais les nombrables points de sortie d'une unique puissance. C'est le côté « prise électrique » de la relique que ce rattachement direct à la source de toute énergie.

Car ce qui authentifie la relique, ce n'est jamais tant sa provenance : celle-ci ne permet que d'écarter les reliques ostensiblement fausses, et il est bien plus facile de s'assurer du faux que du vrai. Si bien que le seul mode d'authentification véritable de la relique a toujours été sa capacité à faire des miracles. C'était au point qu'à la fin du Moyen Âge, pendant la Renaissance et même pendant le XVIIe siècle, alors que circulaient de trop nombreux morceaux de la vraie Croix, on usait communément à leur endroit de l'ordalie : on les jetait au feu et, s'ils ne brûlaient pas, c'était déjà un bon début. Jusqu'au jour où l'on apprit que, depuis longtemps, du côté de Venise, on savait fabriquer du bois ignifugé…

Pascal,
le libertin et les miracles

La précédente approche de la relique a conduit à quelque appréciation – métaphorique pour l'instant – de l'objet *a* ; mais on a vu aussi que cette relique n'est pas intelligible sans le miracle. Seul le miracle l'atteste, bien plus que l'étude critique de sa provenance et de son authenticité. Ne serait-ce donc qu'au titre de cette étude antérieure de la relique, il convient d'en venir au miracle lui-même puisqu'il fait étroitement corps avec cette relique.

Vu le nombre invraisemblable de miracles de toutes sortes enregistrées depuis ceux de Jésus (sainte croix, saint sépulcre, etc.), on pourrait être porté à tenir pour sans espoir une approche correcte de la question. Mais il s'est passé quelque chose de très nouveau au XVIIe siècle en France qui permet, en se focalisant sur cette période, de mieux comprendre certains enjeux liés à la production des miracles *à partir du phénomène relique*. Cette nouveauté, c'est le personnage du *libertin*, de celui qui met en doute toute religion établie, ce qui l'entraîne à afficher le plus profond scepticisme, voire une ironie mordante, vis-à-vis de tout ce qui s'avance sous l'étiquette du miraculeux. Face à un sceptique de cette trempe, une argumentation toute nouvelle va alors se déployer, qui auparavant était rigoureusement impensable[1] – et ce principalement sous la plume de Blaise Pascal lui-même.

LE PERSONNAGE DU LIBERTIN

Une précision d'emblée s'impose avec ce mot trop équivoque : il n'y a pas à confondre le libertin du XVIIIe siècle – un Choderlos de Laclos, un Marivaux, un Crébillon fils – qu'on imagine à tort ou à raison vautrés dans la frivolité ou les salons de la luxure, avec le libertin qui nous intéresse ici, à savoir celui du XVIIe siècle. Pour ne donner qu'un indice de cet écart : l'*Encyclopædia Universalis* a dû faire appel à deux auteurs différents[2] pour traiter de ces deux sujets, tout de même rangés sous la même étiquette de « Libertins ». Qu'est-ce donc que le libertin au début du XVIIe siècle ?

Presque le contraire de ce qu'on imagine trop volontiers pour son collègue du siècle suivant. En son départ, le « libertinage est une licence de l'esprit qui rejette les croyances religieuses ». Le mouvement apparaît aux environs de 1620 dans un milieu très particulier, celui de la jeunesse de cour, qui se reconnaît vite un chef resté célèbre : Théophile de Viau. Selon une dynamique sociale assez facilement

---

1. Lucien Febvre a écrit tout un volume, *Le problème de l'incroyance au XVIe siècle : la religion de Rabelais*, Paris, Albin Michel, 1942, dans lequel il démontre qu'un esprit aussi fort que Rabelais ne pouvait guère s'apparenter à ce que sera, un siècle plus tard, le *libertin* parisien.

2. Antoine Adam pour le libertin du XVIIe siècle, et Robert Abirached pour celui du XVIIIe siècle.

calculable, ce mouvement très aristocratique atteint la jeunesse bourgeoise à la génération d'après, vers 1650. Le *Don Juan* de Molière (1665) met en scène un personnage alors connu de tous et, au dire de la duchesse d'Orléans, à la fin du siècle (en 1699 exactement), « la foi est éteinte en ce pays, au point qu'on ne trouve plus un seul jeune homme qui ne veuille être athée ».

Il y a certes beaucoup d'exagération dans ce propos, mais il nous signale à quel point les contemporains eux-mêmes ont vu dans ce courant quelque chose de durable. Car il ne s'agissait pas d'un simple relâchement des mœurs. Ces libertins n'avaient pour la plupart rien à envier aux personnes confites en religion pour ce qui était de la morale et de la vertu (l'un des plus en vue, La Mothe Le Vayer, fut par exemple pendant quelques années précepteur du jeune Louis XIV, poste à responsabilité s'il en fut). Sur la base du renouveau humaniste du siècle précédent, ils furent d'abord matérialistes, à la façon de Démocrite ou d'Épicure, s'enthousiasmèrent pour Giordano Bruno, et furent « athées », dans un sens assez délicat à définir.

Un libelle écrit contre eux en 1624 par le père Mersenne (le correspondant de Descartes et de tant d'autres dans la République des savants) s'intitulait : « Impiété des déistes, athées et libertins de ce temps », curieux mélange à nos oreilles d'aujourd'hui, qui ne confondent plus « athées » et « déistes ». Seul un Cyrano de Bergerac mérite encore à nos yeux le qualificatif moderne d'« athée », lui qui semble être allé jusqu'à soutenir une véritable absence de tout Dieu, sans plus de spiritualité ni d'immortalité de l'âme. Mais, pour la plupart des autres libertins, se maintenait l'idée d'un Dieu, si vague cependant que celui-ci ne s'accordait plus avec aucune des religions révélées, et donc laissait libre l'espace de la critique de ces mêmes religions. Deux noms émergent encore dans ce mouvement critique, ceux de François de La Mothe Le Vayer (1588-1672) et de Gabriel Naudé. Leurs travaux, et ceux de pas mal d'autres, devaient aboutir à ce monument que fut le *Dictionnaire historique et critique* de Pierre Bayle, bible des critiques « rationalistes » adressées à la religion au XVIIe siècle.

Quelle que soit la violence de leurs critiques, assez variables en fait de l'un à l'autre, ils sont tous d'accord pour condamner les miracles, à leurs yeux pures inepties réglées par la dévotion et la superstition populaires : selon les bons principes appliqués dans la physique galiléenne, les libertins considéraient que tout ce qui survenait sur cette Terre devait pouvoir recevoir une explication naturelle. De ce point de vue, ils sont nos aïeux, et ce n'est pas sans émotion que l'on s'approche d'eux.

Mais, en même temps, un certain partage du monde mental qui s'est opéré à cette époque continue de peser sur et dans nos têtes d'une façon qui mérite qu'on la revisite. Non pour aller raccorder ce qui s'est alors brisé, et recréer une quelconque harmonie entre le naturel et le surnaturel, telle qu'on pouvait la connaître encore au XVIe siècle et la rencontrer, parfois, chez un esprit aussi aigu que Michel de Montaigne. Mais il n'est pas impossible, par contre, de savoir un peu ce qui arrive à la raison quand elle commence à s'arroger ainsi le droit de disposer du divin, notamment sous la forme de la critique de ses manifestations les plus spectaculaires : les miracles.

Le « grand partage des fous », opération de police sociale rapprochée par Michel Foucault d'une certaine asepsie inaugurale du cogito cartésien, est une chose qui a eu toute son importance ; mais le grand partage rationaliste qui isole le phénomène de la foi pour le réduire – spécialement dans sa critique des miracles – à une sorte d'excroissance superstitieuse et vulgaire est l'un de ceux dans lesquels sont encore aujourd'hui massivement pris ceux qui se sont faits des praticiens du transfert, et prétendent user rationnellement de ce qui vient tout droit du « baquet » de Mesmer.

Car tous (ou presque !) sont des libertins – avec le courage en moins puisque les foules elles-mêmes sont devenues libertines sans le savoir. Et c'est pour aller sonder de plus près cette séparation entre le divin et la raison que je propose un moment d'étude de ce que fut le miracle de la Sainte Épine. Il a eu en effet la plus profonde influence sur celui qui a choisi alors de s'adresser au libertin – Blaise Pascal – pour lui faire entendre ce à quoi ce même libertin semblait avoir choisi de rester sourd : un certain rapport de la raison au divin, non plus sur le modèle d'une harmonie préétablie, mais sur celui d'une rupture tragique, et pourtant intelligible.

Le miracle de la Sainte Épine : l'histoire

Ce miracle de la Sainte Épine a donné lieu à de multiples narrations. Comme je ne souhaite pas m'étendre de façon critique sur l'histoire elle-même, je me contenterai de la présentation érudite qu'en donne Henri Gouhier dans son ouvrage : *Blaise Pascal. Commentaires*[3].

Blaise Pascal avait deux sœurs, Jacqueline et Gilberte, bien connues pour nous avoir laissé les *Pensées*, et bien d'autres choses sur leur frère. Gilberte était mariée à un certain Florin Périer, conseiller à la Cour des Aides de Clermont, et tous deux avaient une fille, Marguerite, dite affectueusement « Margot », née le 6 avril 1646. Or au début de 1653, apparaît à l'œil gauche de Margot une grosseur que les médecins de Clermont nomment une « fistule lacrymale », diagnostic confirmé par les médecins de Paris en décembre de la même année. Cette fistule s'avère rebelle à tous les traitements envisagés, et les médecins commencent à parler « d'appliquer le feu », sans pour autant garantir le succès de l'opération ni en cacher les dangers vitaux pour l'enfant.

Margot est à Paris avec sa mère Gilberte depuis décembre 1653, en pension au faubourg Saint-Jacques. Son oncle Blaise est très présent auprès

---

3. Henri Gouhier, *Blaise Pascal. Commentaires*, Paris, Vrin, 1966, p. 131-162.

d'elle, et présent aussi lors des entrevues avec les différents médecins. En juillet 1655, en dépit de divers traitements, la situation ne s'est pas améliorée : « Il s'est formé une enflure au coin de l'œil de la grosseur d'une noisette avec dureté, et un sac plein de boue qui, quand on le presse, se vide par l'œil et le nez. » « Cette humeur, ajoute un Pascal très attentif, lui tombe dans la gorge. » L'urgence d'une opération se précise, et le père, Florin Périer, exige qu'on attende son arrivée à Paris avant que quelque décision extrême ne soit prise. Mais le mal s'accentuant – l'enfant en venait à ne plus pouvoir dormir et avait de plus en plus de fièvre – Blaise écrit à son beau-frère de venir toute affaire cessante. Sa sœur Jacqueline, tante de Margot, fait de même le 24 mars 1656, mais ce jour-là aussi survient une chose inouïe, si bien que lorsque le père arrive le 4 avril, l'enfant est guérie. Que s'est-il donc passé ?

Il y avait en ce temps-là à Paris un certain monsieur de la Poterie, riche catholique et grand amateur de reliques qu'il collectionnait dans sa chapelle privée du faubourg Saint-Jacques. Ayant reçu une épine de la couronne de Jésus, il l'avait fait enchâsser et la prêtait volontiers, en bon catholique, aux communautés de son quartier. L'abbesse de Port-Royal, mère Marie des Anges, n'avait pas sauté au ciel en apprenant la venue de cette relique ; estimant qu'il ne convenait pas de créer des divertissements en cette période de carême, elle avait décidé que cette relique prestigieuse serait exposée l'après-midi du vendredi saint, à la prière de la Passion, et rien de plus. Ici, il faut céder la voix à Jacqueline Pascal qui s'est faite la première secrétaire de l'événement :

> 1°) Le reliquaire étant exposé dans le chœur de la chapelle, toutes les sœurs l'allèrent baiser à genoux après avoir chanté une antienne en l'honneur de la sainte Couronne. Après quoi tous les enfants y allèrent l'une après l'autre.
>
> 2°) Sœur Flavie, leur maîtresse, qui était tout proche du reliquaire, voyant approcher Margot, lui fit signe d'y faire toucher son œil, et elle-même prit la sainte relique et l'y appliqua, *sans réflexion néanmoins.*
>
> 3°) Après la cérémonie, on rend son reliquaire à Mr. de la Poterie.
>
> 4°) Sur le soir, sœur Flavie, qui ne pensait plus à ce qu'elle avait fait, entendit Margot qui disait à une de ses petites sœurs : mon œil est guéri, il ne me fait plus mal.
>
> 5°) Ce ne fut pas une petite surprise pour elle [sœur Flavie]. Elle s'approche et trouve que cette enflure du coin, qui était le matin même grosse comme le bout de doigt, fort longue et fort dure, n'y était plus du tout. [...] *Je vous laisse à penser dans quel étonnement cela la mit*[4].

N'allez pas croire qu'on s'est précipité à crier au miracle. Bien au contraire, tout va passer par la fausse discrétion de la *rumeur*, pièce essentielle dans toute cette affaire. On convient en effet dans l'entourage immédiat de Margot qu'on ne parlera pas de cette guérison subite tant qu'elle n'aura pas atteint une certaine durée. Du 24 au 31 mars, on tient la

4. H. Gouhier, *Blaise Pascal...*, *op. cit.*, p. 133.

chose plutôt secrète et le médecin, monsieur Dalencé, ne vient constater l'état de Margot que le vendredi 31. Il est vrai aussi que la fin de la semaine d'avant a été celle de la fête de Pâques, suivie du lundi de Pâques, ce qui à cette époque et dans ce milieu n'est pas rien. Toujours est-il qu'au matin du vendredi 31 mars, le Dr Dalencé considère la guérison « pleine et miraculeuse ». Mais il remet à huit jours pour s'en assurer, et promet de n'en dire mot jusque-là. Et ainsi commence à se transmettre la rumeur selon laquelle il y aurait eu un miracle mais que surtout, surtout, tant qu'il n'est pas avéré, il n'en faut pas parler. Mais comment taire pareille chose ? Le 31 mars, Dalencé, sortant de voir Marguerite, rencontre le médecin du couvent, monsieur Renaudot, et lui dit tout, en concluant (nous le savons par Renaudot lui-même) : « Mais je vous prie, Monsieur, ne faisons point de bruit… » Mais voilà que le même Dalencé est pris aussitôt après sa visite d'une fièvre continue, « au troisième jour de laquelle [c'est Angélique Arnauld qui parle], il lui vint une pensée qu'il avait tort de ne pas attester et publier ce Miracle ; et, étant guéri, il le publie avec tant de zèle qu'il l'a persuadé à tout le monde, principalement à la Cour ».

« La scène, écrit Gouhier, se joue dans un milieu où l'interprétation surnaturelle s'impose tout naturellement aux esprits. » L'année précédente en effet une petite Écossaise, qui souffrait d'une « enflure prodigieuse » vis-à-vis de l'estomac, et qui avait reçu l'application de reliques pendant l'adoration du saint sacrement, avait vu ses douleurs s'apaiser et l'enflure disparaître.

Le début avril voit le développement de la nouvelle. D'autres médecins sont mandés, dont Gellot, le premier chirurgien du Roi, et tous concluent que cette guérison « ne s'est pu faire sans miracle ». La chose en vient alors à être partiellement reconnue par l'autorité épiscopale, sans que soient à aucun moment questionnées la validité et l'authenticité de la relique de monsieur de la Poterie, laquelle n'avait jusque-là été la cause d'aucun miracle. Bien au contraire, et selon l'usage en la matière, le miracle vérifie la relique, et non l'inverse. Nous en trouvons l'affirmation la plus nette chez l'évêque de Tournai, qui écrit à ce propos dans ses *Mémoires touchant à la religion* :

> L'on a voulu contredire à ce miracle [de la Sainte Épine] en soutenant que cette Épine n'est point de celles qui ont composé la couronne de N.S. et qu'ainsi c'est une pure illusion.

À quoi il répond qu'il vaudrait mieux qu'elle fût authentique, mais que ce que la foi honore, c'est le rapport de l'objet à Jésus crucifié, et non à la chose même. Il poursuit :

> Que l'épine soit vraie ou non, la piété des personnes qui ont adoré J. C. couronné d'Épines a obtenu de lui cette grâce[5].

---

5. H. Gouhier, *Blaise Pascal*..., *op. cit.*, p. 139, note 51. On remarquera le glissement furtivement opéré ici par l'évêque de Tournai : si la relique n'est pas vraie, au moins est-elle un *symbole* indirectement sanctifié par la ferveur des fidèles. Très dangereuse argumentation

Pour sa part, aussitôt arrivé à Paris le 4 avril 1656, Florin Périer prend la direction des opérations qui aboutiront à la reconnaissance du miracle par l'autorité diocésaine. Le 14 avril, tous les médecins qui ont suivi Margot sont convoqués par Florin Périer (il y en a sept), et tous signent une attestation qui conclut :

> Et comme cette sorte de guérison faite ainsi en un instant d'une maladie de cette importance ne peut être qu'extraordinaire, de quelque façon qu'on puisse la prendre, nous estimons qu'elle surpasse les forces ordinaires de la nature, et qu'elle ne s'est pu faire sans miracle, ce que nous assurons être véritable[6].

Le 20 avril, c'est au tour de Gellot, le chirurgien du Roi d'en rajouter : « J'estime sa guérison être tout à fait extraordinaire et miraculeuse. » Le 27 mai, permission est accordée par l'évêque de Toul de poursuivre l'information sur le caractère miraculeux du fait. Trois jours plus tard, l'évêque en question vient à Port-Royal et interroge Marguerite, avec audition de vingt-cinq témoins. Blaise Pascal est lui-même interrogé le 8 juin. La Reine mère, intriguée, envoie son propre chirurgien, le Dr Félix, et le médecin ordinaire du Roi, monsieur Moussaint ; tous deux établissent des certificats le 8 août et le 24 septembre.

---

puisqu'elle substitue à la rupture métonymique (relique « fausse ») la positivité d'une ressemblance métaphorique (l'Épine comme « symbole » de la Passion). À quoi bon alors soutenir le mystère de la Transsubstantiation dans l'hostie ? Les Réformés, quant à eux, ne tenaient pas l'hostie pour une relique (comme les catholiques), mais pour un symbole.

6. H. Gouhier, *Blaise Pascal…*, *op. cit.*, p. 140.

Le 16 octobre, deux chirurgiens « nommés d'office » entrent en charge ; ils certifient de même, et le dossier est alors remis à une commission de cinq docteurs en théologie. Le 22 octobre enfin, paraît la *Sentence* signée du vicaire général Alexandre de Hodencq, qui reconnaît « la guérison surnaturelle et miraculeuse » de Marguerite. Sept mois auront suffi pour passer de l'événement à sa consécration. C'est presque un record, dans lequel il faut ne pas compter pour rien la situation historique et les protagonistes en jeu.

Blaise Pascal et les limites de la raison

Au moment du miracle, Pascal a fini d'écrire la cinquième *Provinciale* – elle est alors en vente – et se prépare à écrire la sixième. On est donc en pleine guerre entre jansénistes et molinistes (ou jésuites), et l'on ne s'étonnera pas que, dans ces circonstances, paraisse au milieu du mois d'août 1656 un libelle au titre évocateur : *Rabat-joie des Jansénistes, ou Observations nécessaires sur ce qu'on dit être arrivé au Port Royal au sujet de la Sainte Épine.* Sur quoi Port Royal riposte début octobre avec *Réponse à un écrit publié au sujet des miracles qu'il a plu à Dieu de faire à Port Royal depuis quelque temps par une Sainte Épine de la couronne de Notre Seigneur.* On dit que Pascal aurait collaboré à cet ouvrage, mais ce n'est pas sûr. Ce qui est certain, c'est qu'il est en plein dans la bagarre, une bagarre dont il faut bien entendre les termes.

Les jésuites ne sont plus en mesure de nier qu'il y a bien eu miracle, puisque l'autorité diocésaine est en train de le reconnaître. Plus question, donc, de mettre en doute l'authenticité de la relique : la question porte sur la *signification* du miracle, et c'est cela qui va mettre Pascal sur une piste digne de nous intéresser.

Dieu est intervenu, soutiennent donc les jésuites, par l'intermédiaire d'un miracle, mais pour nous dire quoi ?

> Dieu ne fait jamais de miracles pour autoriser en aucune façon l'hérésie, ni pour favoriser les hérétiques, et par conséquent il faut tenir pour très constant et très assuré que le miracle qui s'est fait à Port Royal ni tous les autres qui pourraient s'y faire ne sont point pour approuver la doctrine condamnée de Jansénius. [...] Dieu [a donc voulu], en guérissant les yeux malades d'une fille, pensionnaire à Port Royal, inviter les Jansénistes à faire réflexion sur leur aveuglement intérieur, et les porter à demander à Dieu qu'il lui plût d'éclaircir les yeux de leurs âmes[7] [...].

Sur quoi évidemment les jansénistes se récrient, non sans raison, que si Dieu les a visités, c'est pour les honorer dans leur foi envers Lui.

> Lequel, écrira Pascal, est le plus clair ? Cette maison est de Dieu, car il s'y fait d'étranges miracles. Les

7. H. Gouhier, *Blaise Pascal...*, *op. cit.*, p. 158.

autres : cette maison n'est point de Dieu, car on n'y croit pas que les cinq propositions soient dans Jansénius. Lequel est le plus clair[8] ?

Face à cette offensive des jésuites, Pascal n'hésite évidemment pas. Mais le fait d'être clairement dans un camp ne l'empêche pas de saisir la vanité de la joute oratoire. Comment savoir ce qu'un miracle *veut dire* ? Comment trancher en vérité dans une telle affaire ? Car un miracle ne peut que signifier la vérité ; Dieu ne saurait faire un miracle pour nous induire en erreur. Mais comment remonter du fait à la vérité qu'il signifie ?

C'est en méditant sur le miracle de la Sainte Épine, et à la lumière d'une polémique qui oppose deux interprétations diamétralement contraires, que Pascal découvre, nous dit Gouhier, la profondeur métaphysique du verset d'Isaïe : *Vere tu es Deus absconditus.*

Dans une lettre aux Roannez de cette même époque (octobre 1656), Pascal expose les rudiments de son argumentation sur ce qui va devenir, dans son Apologétique qu'il va bientôt décider de mettre en chantier, le *Dieu caché* :

> Si Dieu se découvrait continuellement aux hommes, il n'y aurait point de mérite à le croire ; et s'il ne se découvrait jamais, il y aurait peu de foi. Mais il se cache ordinairement, et se découvre rarement à ceux qu'il veut engager à son service [...].

---

8. Blaise Pascal, *Pensées*, texte établi par Louis Lafuma, Paris, Le Seuil, 1962, 855.

Et le voilà alors qui se lance dans ce que Gouhier appelle fort justement « une espèce d'épistémologie du miracle », selon laquelle tout signe divin est équivoque et rencontre de ce fait une double aporie :

> S'il n'y avait point de faux miracles, il y aurait certitude.
>
> S'il n'y avait point de règle pour les discerner, les miracles seraient inutiles et il n'y aurait point de raison de croire.
>
> Or il n'y a pas humainement de certitude humaine, mais raison[9].

Il ne faut pas oublier à cet endroit que celui qui raisonne ainsi a aussi écrit au sujet des chrétiens et de l'existence de Dieu : « C'est en manquant de preuves qu'ils ne manquent pas de sens. »

Ainsi donc, face au miracle et à la question qu'il pose quant à sa vérité, c'est-à-dire nécessairement quant à sa signification, Pascal produit un cercle qui n'a rien de vicieux à ses yeux[10], et qui est exactement ce qui m'importe dans toute cette affaire : les miracles font reconnaître la vérité de la doctrine, et la doctrine fait reconnaître l'authenticité des miracles.

---

9. B. Pascal, *Pensées, op. cit.*, 837.

10. Ne pas oublier ici que c'est le même Pascal qui a produit pour finir (en 1659, après en avoir mis la solution au concours), son *Traité de la roulette*, autrement dit de l'épicycloïde : un point peut *à la fois* tourner en rond et avancer, et l'on peut savoir avec exactitude la valeur de sa trajectoire. Prégnance de cet imaginaire dans le mode de raisonnement de Pascal, ici entre autres.

> Règle.
>
> Il faut juger de la doctrine par les miracles, il faut juger des miracles par la doctrine. Tout cela est vrai, mais cela ne se contredit pas. Car il faut distinguer les temps[11]/
>
> Ou encore :
>
> Miracles. Commencement.
>
> Les miracles discernent la doctrine et la doctrine discerne les miracles.
>
> [...]
>
> Si la doctrine règle les miracles, les miracles sont inutiles pour la doctrine.
>
> Si les miracles[12]...

En possession de cette argumentation sur le Dieu caché (argumentation qu'on ne lui connaît pas avant sa lettre aux Roannez d'octobre 1656), il va étendre son projet, et non content de lutter contre les jésuites et autres molinistes, il va se tourner vers le libertin, lui qui avait déjà écrit : « Athéisme. Marque de force d'esprit, mais jusqu'à un certain degré seulement[13]. »

Au-delà des jésuites qui s'aventurent à ses yeux péniblement vers une religion rationnelle, une religion qui chercherait infatigablement à marier foi et raison, Pascal rencontre dans la figure du libertin celui qui affirme au contraire le partage exclusif de

11. B. Pascal, *Pensées, op. cit.*, 840.
12. *Ibid.*, 832.
13. *Ibid.*, 157.

la raison d'un côté, de la religion de l'autre, à preuve et par excellence : les miracles. Ce sont eux qui sont le vrai objet du partage. Avec eux, on ne peut plus tergiverser indéfiniment, on ne peut plus chercher à accorder patiemment raison et foi ; sur ce point, il faut choisir.

C'est ici que Pascal relève le gant, et qu'au moment de se lancer dans la grande œuvre de la fin de sa vie[14], cette *Apologie de la religion chrétienne*, il se tourne vers celui qui lui apparaît comme son vrai interlocuteur : le libertin, et sur le terrain qui est le vrai terrain : celui des miracles. Comme le signale Alain Badiou[15] dans sa « Méditation 21 » :

> De Voltaire à Valéry, une tradition laïque française a regretté qu'un aussi grand génie que Pascal ait en somme perdu son temps et ses forces à vouloir sauver le galimatias chrétien. Que ne s'est-il voué aux mathématiques, et à ces foudroyantes considérations sur les misères de l'imagination, où il excellait ?

À l'inverse de cette attitude, Badiou relève le caractère percutant de la *provocation* pascalienne en ces termes :

> Pourquoi ce scientifique ouvert, cet esprit tout moderne, tient-il absolument à justifier le christianisme par sa partie à l'évidence la plus faible pour le dispositif post-galiléen, soit la doctrine des miracles ? N'y a-t-il pas quelque chose de *fou* à choisir pour interlocuteur privilégié le libertin nihiliste, formé à

---

14. Il meurt en 1662, moins d'un an après sa sœur Jacqueline.

15. Alain Badiou, *L'être et l'événement*, Paris, Le Seuil, 1988, p. 245.

l'atomisme de Gassendi, lecteur des dialogues de Lucrèce contre le surnaturel, et à tenter de le convaincre par un recours maniaque à l'historicité des miracles[16] ?

Parce que le miracle est clairement inassimilable *en raison,* il vient marquer une limite de la raison *dont il n'est pas exclu, pour Pascal, que la raison en vienne à la connaître pour ce qu'elle est.* Le pari sera tout entier construit là-dessus : non pas par l'invocation directe d'une puissance « autre » – la charité, l'Esprit, le divin, etc. – mais une certaine humilité et, de ce fait même, un certain pouvoir de la raison reconnaissant d'elle-même et par elle-même qu'il y a bien là quelque chose qui lui échappe.

Avec le miracle, Pascal a décisivement compris qu'il est indispensable d'intervenir, d'une façon ou d'une autre, pour qu'un sens en soit délivré. Le miracle, expression du *Dieu caché,* n'offre jamais son sens de lui-même : il appelle nécessairement à ce qu'un sujet s'engage à le lire, risque une interprétation à son propos, et c'est du fait de cette intervention que s'enclenche la circularité susmentionnée entre la doctrine et le miracle.

Cela entraîne pour Pascal qu'il sait désormais ne pas pouvoir se contenter de brandir le miracle de la Sainte Épine pour faire taire ses adversaires. Il lui faut au contraire chercher à débusquer la fausseté de leur argumentation – donc faire valoir son inter-

16. A. Badiou, *L'être et l'événement, op. cit.*, p. 238.

prétation du miracle en fonction de la doctrine qu'il défend – pour à la fois en attester le sens, mais aussi bien pour engager *dans un certain sens aussi* cette doctrine au nom de laquelle il aura forgé son interprétation du miracle.

Cette circularité est ce qu'il va opposer au faux partage du libertin selon lequel la raison, une et indivisible, ne peut que rejeter hors d'elle-même tout le surnaturel (miracles et mystères), et du coup presque l'essentiel de toute religion révélée.

Car la raison ne paraît à Pascal en rien disqualifiée dans tout cela. C'est elle et elle seule qui tourne dans ce cercle qui va des miracles à la doctrine et de la doctrine aux miracles pour faire que les uns et les autres s'offrent comme un tout cohérent. La raison est bien l'agent de cette cohérence retrouvée. Elle ne partage rien entre elle et autre chose qu'elle : elle est le *go-between* entre deux formes de manifestations de Dieu, elle est ce qui permet de le connaître *en vérité* alors qu'il est un *Dieu caché.*

La force de cette argumentation revient donc à attaquer la plénitude et la fermeture de l'espace de la raison soutenues pas le libertin, en pointant dans cette fermeture une sorte de crispation abusive, d'erreur de la raison sur sa vraie nature. Sa vraie nature, c'est d'être incomplète – et cela le libertin, s'armant des seules voies de la raison, devrait pouvoir le reconnaître.

Pascal se fait fort d'amener rationnellement le libertin à ce point où celui-ci devra reconnaître, *en toute raison,* une limitation interne de la raison. Mais il sait encore autre chose, et c'est l'affaire de l'interprétation des miracles qui le lui a finalement révélé : il sait qu'il ne pourra pas argumenter plus avant pour passer de cette limite de la raison à ce qui outrepasserait cette limite-là et s'avérerait être l'existence de Dieu. À ce point précis, l'intervention du libertin est requise, et rien ne peut la remplacer : il est donc pressé de se prononcer, mais Pascal sait bien qu'il peut aussi ne pas le faire.

Il admet ici que sa puissance d'argumentation s'arrête là où il n'y a plus de preuves – et il n'y a à ses yeux aucune preuve de Dieu qui s'imposerait à un sujet énonciativement passif. Le fameux « Mais vous êtes embarqués… » est donc la pointe ultime de toute argumentation de cet ordre. S'il échoue, toute l'Apologétique de Pascal échoue aussi sur le roc nihiliste, sur l'affirmation que le miracle, tout simplement, n'est pas (ou n'est que superstition).

Des miracles à la doctrine : la circularité de l'évidence

Pascal récuse donc le partage libertin, et c'est là une grande part de son actualité, pour nous du moins qui prétendons œuvrer rationnellement, *en raison,* dans un champ créé par le transfert, lequel n'a rien de bien raisonnable ou de bien rationnel, qu'on le prenne au sens de la « fausse liaison » *(false*

Verknüpfung) amoureuse chez Freud, ou au sens du crédit accordé au sujet-supposé-savoir chez Lacan.

Nous sommes à cet endroit pris dans les tenailles pascaliennes dans la mesure où nous sommes bien des libertins (nous ne songeons pas à accorder psychanalyse et foi, quand bien même ce serait seulement « foi en l'existence de l'inconscient »), mais en même temps nous ne pouvons en toute tranquillité ricaner d'une foi dont nous serions définitivement « blanchis ». Les analystes lacaniens qui nous chantent haut et fort que « nous savons bien que l'Autre n'existe pas » me paraissent à cet égard faire une grave erreur sur ce qu'est le transfert, lequel ne relève pas en tout et pour tout de l'*erreur.*

Bien plutôt ce transfert est-il au cœur de la même circularité que celle notée par Pascal à propos des miracles et de la doctrine : *il faut juger de l'analyse par les cures, et il faut juger des cures par l'analyse.* C'est un peu plus compliqué que d'élaborer des questionnaires pour apprécier si une cure a, oui ou non, « réussi ».

La force de Pascal revient à reconnaître que n'existe aucun lieu tiers d'où pourrait se faire (et se soutenir) le partage entre raison et foi, et le miracle est par excellence ce qui vient *faire signe* de cette incompatibilité. Cette absence de lieu tiers oblige, par contre, à l'*intervention* d'un sujet, en quoi cette séparation tragique n'est pas une ontologie, ou une quelconque théorie : elle n'est qu'une sorte *d'appel d'air* pour qu'un sujet intervienne, et de ce fait même, la fasse exister.

Le miracle sera donc vrai si et seulement si quelqu'un s'est engagé à le reconnaître en tant que miracle. Cette condition est bien sûr, aux yeux mêmes de Pascal, fort loin d'être suffisante. Mais elle est première. Voilà ce que Pascal obtient en faisant entrer le libertin dans le jeu : pour ce dernier – et en usant anachroniquement de catégories logiciennes ultérieures – un tel miracle n'est ni vrai ni faux, il est seulement *nonsense* : irrecevable.

Ainsi trouvons-nous à boucler notre cercle momentanément herméneutique : il n'y a pas de relique « en soi ». La nature métonymique de la relique ne constitue pas par elle-même une *valeur*. Comme on le pressent aisément si l'on y réfléchit, la relique est un *gage* en attente d'une valeur à venir. Ce qui dit alors cette *valeur* de la relique, c'est le miracle, et lui seul ; mais qui, quoi va venir dire la valeur de ce miracle ? Rien d'autre qu'un *sujet* au sens pascalien du terme, soit : ce qui peut *engager un pari*, c'est-à-dire *introduire quelque contingence dans le déploiement de la nécessité.*

Ce qui peut inciter à revenir activement sur cette séparation *raison/foi* que Pascal éclaire si vivement, c'est une autre séparation, que Lacan nous a très laïquement transmise, entre *plaisir* et *jouissance*. Le plaisir est compris dans l'ordre des échanges, des biens, des rapports entre des objets et entre des valeurs à la fois différents et homogènes ; la jouissance, telle qu'elle est introduite dans le séminaire *L'éthique de la psychanalyse,* est tout à l'opposé : déchaînement, intensités incontrôlables, aimant irrésistible, arme suprême du surmoi, etc.

Or l'objet métonymique – ici mis en tension avec la relique et le miracle en terre chrétienne – est, comme eux, à cette charnière : par bien des aspects, objet mondain (comme l'est aussi le fétiche), il ne vaut que par sa capacité à déchaîner une jouissance qu'il n'est pas si facile d'identifier comme étant « de ce monde ». Cette jouissance une fois effectuée vérifie, pour celui qui s'est engagé dans cette affaire, qu'il avait bien raison de s'y engager comme ça et pas autrement.

C'est bien en quoi Lacan avait aussi raison d'énoncer que le fantasme a valeur d'*axiome* : c'est à partir de lui, et de lui seul, qu'il y aura possibilité de vérifier un certain nombre de choses, justement parce qu'il conjoint ce que Pascal, dans son pari, s'efforçait de réaliser par les seuls moyens de sa rhétorique : qu'un sujet, se pensant « embarqué » (c'est l'unique point vraiment périlleux de l'affaire), engage, mette en gage, constitue comme gage… ce que je propose de considérer comme l'objet de son hypnose.

L'objet de l'hypnose

Tout le monde sait, d'un savoir lointain et vague, qu'un jour Freud a abandonné l'hypnose pour en venir à la « méthode psychanalytique », mettant en jeu une règle fondamentale qui continue de régir la pratique analytique aujourd'hui, quelle que soit l'obédience dont chacun se réclame[1]. Mais on peut aussi bien postuler que quelque chose est passé, a « glissé » de l'hypnose et de la suggestion à la « méthode psychanalytique de Freud[2] » ; voilà donc ce qu'il s'agit de revoir de plus près maintenant, car cela paraît être au cœur de ce qui a poussé Lacan à énoncer que l'analyste était en place d'objet *a*. Cette détermination ne peut être déduite des trois autres que nous avons remarquées d'entrée de jeu comme étant celle de l'objet *a* – pulsionnel, partiel et non spéculaire – et il devient possible de l'aborder maintenant dans la mesure où l'étude de la relique et du miracle a amené à quelques considérations sur l'*objet métonymique*. Mais pour apprécier cela, il convient d'en revenir, quoique brièvement, à ce passage de Freud de l'hypnose à sa méthode.

1. Je serais d'ailleurs assez porté à considérer comme « freudien » tout analyste qui appuie sa technique sur la mise en jeu de cette règle fondamentale.

2. Titre d'un article de Freud de 1904.

De l'hypnose à la règle fondamentale : Freud 1887-1896

On ne remontera pas ici jusqu'à Anna O. et l'affaire avec Breuer, aux sources de la « méthode cathartique » ; il suffit en effet de prendre Freud au moment où il s'installe comme médecin, après son retour de Paris (en 1887), et où il n'hésite pas à pratiquer l'hypnose et la suggestion hypnotique sur ses malades « nerveux ». En décembre de cette année 1887, il signe un contrat de traduction du livre de Bernheim sur la suggestion et, dans l'été 1889, il organise son voyage à Nancy. Il y rencontre Bernheim et Liébault, qu'il suit au Congrès international d'hypnotisme à Paris, lequel congrès dure une dizaine de jours et se conclut le 9 août.

Freud a décidé d'aller à Nancy car il n'est pas satisfait de sa technique hypnotique. À preuve : il y va accompagné d'une de ses patientes qu'il a poussée à le suivre « pour son instruction ». Il décrit ainsi la suite :

> Dans mon ignorance d'alors, j'attribuais le fait qu'elle rechutait chaque fois au bout d'un certain temps, à ce que son hypnose n'avait jamais atteint le degré du somnambulisme avec amnésie. Alors Bernheim s'y essaya à plusieurs reprises, mais sans plus de résultats que moi. Il m'avoua en toute franchise qu'il n'arrivait à ses grands succès thérapeutiques par la

suggestion que dans sa pratique hospitalière, mais pas avec ses patients privés[3].

Ce mouvement de Freud, on le retrouve quelques années plus tard : dans un premier temps, il attribue ses échecs à ses propres faiblesses, et se choisit le meilleur maître de l'époque en la matière pour l'inviter à faire mieux que lui *sur le même terrain*. L'autre échoue, et c'est seulement à ce moment-là que Freud peut reconnaître une limite à l'hypnose elle-même.

De retour à Vienne, il n'en poursuit pas moins cette technique, mais s'éloigne assez rapidement de la suggestion directe pour s'aventurer plus avant dans la « méthode cathartique » de Breuer, autrement dit il se sert de l'hypnose essentiellement pour enquêter sur ce qui, autour du symptôme, serait de nature à échapper à la conscience.

Le changement le plus notable intervient lors du traitement de Elisabeth von R…, entrepris à l'automne 1892. Aussi classiques que soient ces données, il est bon de les revisiter brièvement pour essayer de voir, dans leur détail textuel, *ce qui est passé de l'hypnose à la règle fondamentale*.

Face à cette patiente en qui Freud reconnaît immédiatement une hystérique talentueuse, il remarque qu'à la différence de certaines autres, elle a l'air de connaître le motif de sa maladie (douleurs opiniâtres dans les jambes et difficultés à marcher).

3. Sigmund Freud, *Sigmund Freud présenté par lui-même*, trad. Fernand Cambon, Paris, Gallimard, 1984, p. 30.

> Dès le début, je soupçonnais que Fräulein Elisabeth devait connaître les motifs de sa maladie, donc qu'elle renfermait dans son conscient non point un corps étranger, mais seulement un secret. [...] Je pus donc tout de suite renoncer à l'hypnose en me réservant pourtant d'y recourir plus tard dans le cas où, au cours de la confession, la mémoire de la malade ne parviendrait pas à mettre en lumière certaines associations. Ce fut là ma première analyse complète d'une hystérie. Elle me permit de procéder pour la première fois, à l'aide d'une méthode que j'érigeai plus tard en technique, à l'élimination, par couches, des matériaux psychiques, ce que nous aimions à comparer à la technique de défouissement d'une ville ensevelie[4].

Passé les charmes de la confession, vinrent tout de même les moments où il fallut requérir l'hypnose : celle-ci fut au moins aussi infructueuse que d'habitude, la patiente se contentant de dire : « Vous voyez, je ne dors pas, il n'y a pas moyen de m'hypnotiser[5]. »

Freud eut alors recours à un procédé dont il s'était déjà servi avec Miss Lucy (mais nous ne savons pas exactement avec qui il l'a initialement mis en œuvre), celui de la pression des mains sur le front. En quoi consistait ce procédé ? Voici ce qu'il en dit dans l'histoire de Miss Lucy :

> Lorsque je demandais au malade depuis quand il avait tel ou tel symptôme et d'où émanait ce dernier, et qu'il me répondait : « je n'en sais vraiment rien », j'agissais de la façon suivante : j'appuyais une main

4. Sigmund Freud, *Études sur l'hystérie*, Paris, PUF, 1973, p. 109.
5. *Ibid.*, p. 114.

sur le front du patient, ou bien je lui prenais la tête entre les deux mains en disant : « Vous allez vous en souvenir sous la pression de mes mains. Au moment où cette pression cessera, vous verrez quelque chose devant vous, ou il vous passera par la tête une idée qu'il faudra saisir, ce sera celle que nous cherchons. Eh bien, qu'avez-vous vu ou pensé[6] ? »

Si j'ai pris du temps pour expliquer le lien du miracle à la relique, de façon à éclairer l'objet métonymique, c'était aussi parce que Freud ne se présente plus à son patient dans la posture de celui qui chercherait ce qui serait en rapport (de sens) avec la maladie, mais simplement avec ce qui va *suivre immédiatement* une certaine action. Le patient est d'ores et déjà invité à ne pas se régler sur son évaluation de l'idée immédiatement consécutive à la pression des mains ; il lui est dit d'entrée de jeu que c'est la bonne, c'est « celle que nous cherchons ». Freud invite donc son patient à s'en remettre aux seuls pouvoirs de la métonymie, de délaisser au moins pour un temps les avenues de la métaphore et du sens pour s'en remettre aveuglément à la linéarité de la métonymie : dire ce qui vient, dire ce qui est juste après, ce qui succède…

Mais c'est avec Fräulein Elisabeth que cette méthode va connaître une modification considérable, qui tient tout entière à une induction opérée par Freud : jusque-là, la pression des mains était un adjuvant, une aide le plus souvent précieuse pour faire jouer la métonymie là où les résistances entou-

6. S. Freud, *Études sur l'hystérie, op. cit.*, p. 86.

rant le noyau pathogène menaient une garde trop sévère. La pression des mains assurait une sorte de salutaire distraction, comme une espèce de cheval de Troie, mais cet adjuvant ne constituait pas à proprement parler une « méthode ». Une façon de tourner les difficultés, tout au plus. Or il advint qu'un jour Fräulein Elisabeth se montra fort indocile, quoique toujours enjouée et charmante, même et surtout sous la pression des mains.

Freud, ce jour-là, nous raconte s'être dit que le sort n'était pas favorable, et que ce serait pour la prochaine fois. Mais la chose se répétant, il fait deux remarques consécutives : 1°) cela n'arrive que lorsque Fräulein Elisabeth est enjouée et ne souffre pas, jamais quand elle est de méchante humeur ; et 2°) quand elle déclare que rien n'est venu répondre à la pression des mains, c'est toujours avec « un air préoccupé », une « mine tendue », et Freud écrit :

> Je décidai alors d'admettre que la méthode devait toujours réussir, qu'Elisabeth avait chaque fois sous la pression des mains pensé à quelque chose, ou aperçu une image, mais sans vouloir m'en faire part et en essayant au contraire de chasser ce qui avait été ainsi évoqué. [...] Je procédai donc comme si j'étais absolument certain des résultats de ma technique. Je ne cédais plus désormais quand elle prétendait n'avoir pensé à rien et lui affirmais qu'une idée lui avait certainement traversé l'esprit sans qu'elle y prêtât peut-être attention[7] [...]

7. S. Freud, *Études sur l'hystérie, op. cit.*, p. 122.

Et c'est alors que surgit sous le plume de Freud le premier énoncé (à ma connaissance) de ce qu'on appellera plus tard la règle fondamentale :

> Peut-être aussi pensait-elle que l'idée surgie n'était pas la bonne, mais cela ne la regardait point ; elle devait rester absolument objective et dire tout ce qui lui passerait par la tête, que cela lui convienne ou non ; enfin, et je le savais pertinemment, elle avait eu une idée qu'elle me dissimulait, mais elle ne se débarrasserait jamais de ses maux tant qu'elle me cacherait quelque chose. En insistant ainsi, j'arrivai vraiment à obtenir qu'aucune pression ne demeurât inefficace. *Je fus forcé de reconnaître que j'avais eu une vue exacte des choses, et grâce à cette analyse, j'acquis une confiance totale dans ma technique*[8].

Si on lit correctement ces quelques lignes, le texte de 1904 « La méthode psychanalytique de Freud » ne présentera plus aucune difficulté. Il faut d'abord remarquer qu'un mot central est absent de ces quelques lignes de Freud, celui de « noyau pathogène ». Toute la stratégie qui a fait passer Freud de l'hypnose à la pression des mains, et de la pression des mains à ses convictions associationnistes, tient à la certitude qu'existe un souvenir en tout point incompatible avec la conscience. Il s'agit donc presque exclusivement de tromper cette conscience-là, qui mène la garde, quelque prix symptomatique qu'il en coûte.

---

8. S. Freud, Études sur l'hystérie, *op. cit.* (souligné par moi).

Le changement décisif repose sur une induction qui, comme toute induction, n'a rien de justifié casuellement. La moindre des objections revient en effet à remarquer qu'après tout, comment savoir à l'avance qu'il en sera bien ainsi le coup d'après, même si c'est vrai *le plus souvent* ? Avec cette « confiance totale dans [sa] technique », Freud se retrouve à peu près dans les dispositions d'esprit qui étaient les siennes vis-à-vis de « l'hypnose atteignant le degré du somnambulisme avec amnésie », cette qualité d'hypnose qu'il désespérait d'obtenir, mais dont il pensait, du moins, qu'un Liébault, un Bernheim étaient capables de la produire.

Il fallait bien que ce fichu « noyau pathogène » soit théoriquement accessible, d'une façon ou d'une autre, sinon à quoi bon en postuler l'existence ? La notion de « résistance » venait alors offrir à ce « noyau » son enveloppe formelle, et engageait de ce fait Freud dans une déduction directe :

1°) Il y a un noyau pathogène.
2°) Il est entouré d'une protection permanente, issue de la conscience critique.
3°) Il faut donc lever cette conscience critique.

Le côté « œuf de Colomb » de la règle fondamentale en tant qu'elle est chargée de lever la conscience critique (et en cela proche de l'hypnose), c'est de demander directement au patient de faire… ce qu'était censé faire l'hypnose : tenir sa conscience critique en suspens, sans pour autant le priver de ses moyens d'élocution. À quoi bon s'évertuer à hypnotiser les patients, sans grand succès qui plus est, si l'on peut leur demander directement de se tenir d'eux-mêmes dans la situation de l'hypnose ?

La seule question, étant admis qu'ils peuvent le faire, c'est : pourquoi diable le feraient-ils puisque c'est ce qu'habituellement ils n'ont nullement l'envie ou le désir de faire ? Freud fournit là-dessus, et à ce moment-là, une réponse directe et sans détours puisqu'elle prend volontiers le ton de la menace : « Elle ne se débarrasserait jamais de ses maux tant qu'elle me cacherait quelque chose. » Le seul élément qu'il a à faire valoir pour convaincre Elisabeth du bien-fondé de sa technique, c'est tout simplement que « hors de lui, point de salut ».

Ce qui, quelques années plus tard, s'appellera « transfert » au singulier lui paraît comme le seul contrepoids utilisable pour contrebalancer les pouvoirs de la résistance. Mais quand on sait aussi – comme nous aujourd'hui, grâce à lui, mais à la différence du Freud de 1892 – que le transfert, pour l'essentiel, se confond avec la résistance, on s'aperçoit aussi du nœud très spécial qui s'est tissé dans ces années-là, ces années d'élaboration de la règle fondamentale.

Dans son texte de 1904, Freud[9] présente les choses assez différemment : après que Breuer a su,

9. « La méthode psychanalytique de Freud », *La technique psychanalytique,* Paris, PUF, 1970, p. 1, et pour l'allemand *Studienausgabe,* vol. XI, p. 101.

dans sa méthode cathartique, abandonner la suggestion, il a su, de la même façon, abandonner l'hypnose. Mais du coup, poursuit-il, cet « élargissement du conscient » *(die Erweiterung des Bewußtseins)* propre à l'hypnose n'avait plus lieu. Il fallait donc trouver un *Ersatz* pour pallier ce manque, cet *Ausfall.*

Curieuse présentation : Freud n'a pas abandonné l'hypnose en se demandant quoi faire à la place. Il a d'abord trouvé une certitude avec Fräulein Elisabeth, qui lui a permis de lâcher l'hypnose et son succédané : la pression des mains. Mais suivons-le dans sa présentation : « C'est alors que Freud trouva un tel substitut *(Ersatz)* pleinement approprié dans les *Einfällen* du malade [...] »

Ces *Einfällen* ont fait couler beaucoup d'encre, notamment en raison de leur difficulté de traduction. « Associations », comme il est écrit dans la traduction française des PUF n'est pas faux, mais est d'autant plus faible que Freud possède aussi en allemand le terme *assoziation,* qu'il emploie parfois, pas forcément avec la même valeur que l'*Einfall.* L'*Einfall,* c'est entre autres choses la mauvaise herbe, ce qui n'a pas été semé ; mais c'est surtout l'idée subite, la trouvaille, l'idée bizarre, la lubie. Le verbe *einfallen* est encore plus approprié puisqu'il s'emploie très communément dans un tas d'expressions du genre : « À propos, tant que j'y pense... », ou « Ça m'est venu soudainement à l'esprit... », et parfois encore, familièrement : *« was fällt dir ein ? »,* « Qu'est-ce qui te prend ? Quelle mouche te pique ? »

> Afin, poursuit alors Freud, de pouvoir disposer de ces idées, Freud demande aux malades de se laisser aller à la confidence *(sich in ihren Mitteilungen gehenzulassen),* « comme si on se trouvait dans une discussion à bâtons rompus ».

dit la traduction française, mais l'expression littérale allemande dit : *« bei welchem man aus dem Hundertsten in das Tausendste gerät »*, « une discussion pour laquelle on conseille [de dire] le mille et le cent », autrement dit tous les détails possibles et imaginables, qu'on traduira tout aussi justement par « en se perdant dans les détails », ou encore par « en n'en omettant rien », « en ne considérant rien comme superflu », etc.

L'HYPNOSE À L'ENVERS

On peut momentanément quitter le texte freudien, car il s'agit d'apprécier quelque chose qui ne s'y trouve pas écrit noir sur blanc : à quoi a conduit le renversement opéré par Freud ? Lui ne cache pas qu'il s'est agi avant tout d'une prise en compte de la valeur de la résistance, mais une fois établie cette conviction dans le caractère théoriquement imparable de la technique ainsi posée, quelles conséquences en sont lisibles aujourd'hui ?

Il y a évidemment de la toute-puissance là-dedans, mais pas au sens où ce mot sert aujourd'hui à pointer une mégalomanie ridicule. C'est une toute-puissance à entendre comme dans cette phrase de Lacan au sujet de « l'athéisme conçu comme négation de cette dimension d'une présence au fond du monde de la toute-puissance[10] ». Ou aussi comme cette dimension de la toute-puissance ouverte par le jeu même de la demande : dès qu'il peut être entendu qu'au-delà de la demande de satisfaction, il y a la demande d'amour, que l'autre à qui s'adresse la demande a d'abord le pouvoir de refuser, la dimension de la toute-puissance est en place au sens où Lacan l'a souvent martelé : ce qui est « tout en puissance », dans l'attente de l'acte salvateur. La chose n'avait bien sûr pas échappé à Freud qui écrivait en 1910 :

> [...] lorsque j'affirmais à mes malades que j'étais capable d'apporter un soulagement durable à leurs souffrances, ils regardaient mon modeste intérieur, pensaient à mon manque de renommée et de titres, et me considéraient à peu près comme l'on considère des hommes qui, dans les salles de jeu, prétendent disposer d'un système infaillible pour gagner et dont on se dit que, s'ils possédaient vraiment un pareil secret, leur aspect serait tout différent[11].

Cette toute-puissance est liée à la nature même du symbolique : si on doit le parcourir dans toutes les directions, sans restrictions ni interdits d'aucune sorte, un jour, on trouvera ce qu'on cherche. C'est ni

---

10. Jacques Lacan, *L'angoisse*, séance du 19 juin 1963. En la corrigeant inutilement, la transcription du Seuil rend la phrase absurde et bouffonne : « Je parle de l'athéisme conçu comme la négation de la dimension d'une présence de la toute-puissance au fond du monde » (p. 358).

11. Sigmund Freud, « Avenir de la thérapeutique analytique », *La technique psychanalytique*, Paris, PUF, 1970, p. 29.

plus ni moins certain que cette vérité statistique qui énonce que si l'on place un singe devant une machine à écrire avec ordre de taper sans arrêt, au bout de quelques millions d'années il aura écrit, par le plus pur des hasards, la Bible.

Ce n'est qu'une affaire de temps. Or la règle – ceci est décisif en elle, et fait la force de son fonctionnement – n'annonce rien quant au temps. Elle est muette là-dessus, au sens où elle n'énonce aucune condition qui vaudrait comme conclusive. C'est la différence d'avec les thérapies de tous ordres – y compris les P.I.P., les psychothérapies d'inspiration psychanalytique.

En cela il y a, avec la mise en jeu de la règle fondamentale, un affrontement exactement du même type qu'avec l'hypnose : ce n'est pas une simple affaire de « semblant », de présentation à celui ou celle qui se soumet à la chose, mais une question posée sur le rapport du metteur en scène à la méthode qu'il a faite sienne : jusqu'à quel point ? Lacan n'hésita pas un jour à dire (mais quand ? mais où ?) que la façon d'énoncer la règle fondamentale signait chez l'analyste le point où il en était dans son rapport à sa fonction.

Il arrive que cette toute-puissance fasse traumatisme. Une jeune fille de dix-huit ans va un jour voir « une psy » qui lui apparaît tout auréolée du prestige lié pour elle au psychanalyste, personnage très à l'honneur dans sa famille. Elle dit donc docilement « ce qui lui vient à l'esprit », sans voir plus loin, quand « sa psy », très rapidement, lui dit toute sa vérité : elle s'empêche de réussir, elle a peur de réussir, elle s'interdit de réussir, etc. Cette jeune fille rue alors vivement dans les brancards, s'insurge et finit par rompre le lien avec « sa psy » devant l'obstination de cette dernière à lui balancer la toujours même vérité, qu'elle-même se dépêche de rendre plus vraie encore en cessant pratiquement toute activité et en se tenant à distance réglée de toute espèce de réussite. Avec désormais une seule question en tête, qui l'amène chez un certain nombre de « psy » successifs : est-il vrai qu'ils disent la vérité ? S'ils ne la disent pas, ils sont à tuer. Mais s'ils la disent, ils sont à fuir.

L'hypnotiseur suscite facilement le même genre de réaction : ce n'est qu'un charlatan, un amuseur de foire, un nul. Mais en même temps, comment résister au rêve qui vous transformerait en pur objet de son caprice ? Il est facile de pressentir la jouissance en gésine dans cette posture…

La violence de la règle tient d'abord à ce qu'elle met de côté l'ordre des raisons : ne serait-ce que momentanément (du temps de la pression des mains, par exemple), il ne s'agit pas de chercher « ce qui est en rapport » avec telle ou telle idée ou représentation, mais « ce qui suit immédiatement ». La consécution métonymique est ici privilégiée de façon extrêmement inhabituelle. Mais dans le même temps où le patient est prié de suspendre son jugement critique, il est postulé que l'écoutant saura à tout coup démêler le vrai du faux, la tromperie du mensonge, la sornette de l'allégorie, l'ironie de l'humour, la tendresse de la sensiblerie, etc., que donc sa science est à la hauteur de l'inconscience critique édictée par la règle à l'endroit du patient.

Le sujet-supposé-savoir est un nom qui convient parfaitement – même si cette appellation recouvre aussi d'autres réalités – pour désigner celui ou celle qui a le culot de se présenter comme le maître d'œuvre d'une telle règle : « Dites n'importe quoi, et je saurai ce qui importe. »

Je propose de considérer qu'il y a un lien direct entre la règle fondamentale et ce sujet-supposé-savoir, que ce dernier se met en place, plus ou moins rapidement, plus ou moins soudainement, *parce que* la règle fondamentale est mise en jeu, explicitement ou pas. Cette mise en ligne nous entraîne alors à enquêter plus précisément sur deux points : l'un qui tient à Freud, dans le rapport qu'il établit entre état amoureux et hypnose, l'autre qui tient à Lacan dans le rapport qu'il établit entre sujet-supposé-savoir et objet *a*.

L'ANALYSTE COMME OBJET DE L'HYPNOSE ET COMME OBJET *a*

Chez Freud

Freud traite ce point dans un chapitre célèbre de *Massenpsychologie,* « État amoureux et hypnose », chapitre dans le cours duquel il soutient une analogie, fréquente chez lui et qu'on trouve aussi dans d'autres textes : l'amoureux est un hypnotisé. Pourquoi ? Parce que l'un et l'autre ont élu un *objet* au regard duquel leur moi s'estime être peu de chose.

> L'objet, écrit Freud, a pour ainsi dire absorbé le moi. *(Das Objekt hat das Ich sozusagen aufgezehrt*[12]).

Mais, poursuivant immédiatement son questionnement, il remarque que :

> Simultanément à cet abandon[13] du moi à l'objet, abandon qui ne se distingue plus de l'abandon sublimé à une idée abstraite, les fonctions imparties à l'idéal du moi sont totalement défaillantes[14]. La critique exercée par cette instance se tait [...] Toute la situation se laisse intégralement résumer dans cette formule : l'objet s'est mis à la place de l'idéal du moi *(Das Objekt hat sich an die Stelle des Ichideals gesetzt*[15]).

12. S. Freud, « Psychologie des foules et analyse du moi », *in Essais de psychanalyse,* Paris, Payot, 1981, p. 177.
13. *Hingabe :* abandon, certes, mais au sens de don de soi, zèle, application, dévouement.
14. *Versagen :* elles « se refusent ».
15. S. Freud, « Psychologie des foules... », *op. cit.,* p. 178.

On a déjà pu apprécier à quel point la mise en pratique de la règle fondamentale a clairement le même objectif : suspendre les fonctions critiques que Freud prête à l'Idéal du moi (sans trop distinguer alors ce dernier d'avec le sur-moi et le moi idéal). Si bien que lorsqu'on le voit écrire, quelques lignes plus loin, que « la relation hypnotique – si cette expression est permise – est une foule à deux *(eine Massenbildung zu zweien)*, on peut penser qu'il a aussi en tête la relation analytique sans hypnose, certes, mais dans laquelle il est exigé – et, en principe tout du moins, accepté par le patient – que celui-ci suspendra tout jugement critique.

Dans son souci de marquer une rupture nette d'avec la pratique hypnotique, on conçoit que Freud, contrairement à nous aujourd'hui, n'ait pas cherché outre mesure à faire valoir la continuité qu'il se trouvait également mettre en œuvre. Il existe cependant un autre point de son travail, fort discret celui-là, où il montre assez clairement cette continuité. À la fin du sous-chapitre I du chapitre VII de la *Traumdeutung*, il en vient incidemment à parler de la règle fondamentale dans les termes qu'il emploie alors, à savoir ceux de « représentation-but ». Il donne à cette occasion une énième version de cette règle : dire ce qui vient à l'esprit revient à suspendre toute représentation-but. Et il note alors qu'il en reste toujours deux. Pour la première, il « fait l'hypothèse » que le patient n'abandonne pas la représentation-but du traitement. Mais pour la seconde, ce n'est plus du tout une hypothèse :

> Une autre représentation-but dont le patient n'a pas idée, c'est celle de ma personne[16].

Je n'oublie certes pas que nous sommes ici dans une terminologie hétérogène : objet, représentation-but, personne... tout cela n'a rien de forcément bien identique. Mais si l'on se rend sensible au jeu des places que ces différents objets occupent, on voit qu'à chaque fois le suspens critique est corrélatif d'un effet de focalisation qui place le lieu d'où s'est énoncée la règle – et qui donc en garantit le fonctionnement – dans une position d'« Idéal du moi-Surmoi ». On résumera nous aussi la chose en une formule :

> *La règle fondamentale énonce la* confiscation *de l'instance critique.*

Elle l'énonce ; qu'elle l'effectue pratiquement est une tout autre affaire[17]. La règle est un *performatif*, et c'est en tant que telle que se pose toujours la question pratique de son énonciation effective.

Je n'emploie pas le mot de « confiscation » à la légère. Confisquer, ce n'est pas s'approprier, ce n'est pas prendre pour sa propre jouissance ce qui était

16. S. Freud, *L'interprétation des rêves*, Paris, PUF, 1967, p. 452.

17. Qu'on songe ici au performatif par excellence : « Je déclare la guerre. » Entre la déclaration de guerre de l'Allemagne à la France en 1939, et le début des opérations, il y a eu toute la « drôle de guerre ».

jusque-là la propriété d'autrui ; c'est remettre quelque chose au fisc.

J'ai eu l'occasion, lors d'un précédent séminaire partiellement centré sur l'ouvrage d'Ernst Kantorowicz *Les deux corps du roi*, de faire valoir que ce mot de *fisc*, loin d'être réduit à la fonction qu'on lui réserve aujourd'hui de collecteur d'impôts, a d'abord servi à désigner les biens de la Couronne, toutes ces charges et propriétés qui n'appartenaient à aucun seigneur en particulier, et même pas à celui qui était Roi. Le fisc, déjà, était à tous, et en ce sens il n'était à personne, même s'il avait besoin, juridiquement et politiquement (dans un temps où l'État tel que nous l'entendons aujourd'hui n'existait pas), d'un curateur pour ne pas dépérir. Raisons pour lesquelles il arrivait qu'on parlât du *fiscus sanctissimus*, du « très saint fisc », ou qu'on rencontrât des énoncés juridiques tels que : « Le fisc est omniprésent, et en cela, par conséquent, le fisc ressemble à Dieu », ou encore : « Quant à son essence, le fisc est une chose éternelle et permanente, car le fisc ne meurt jamais[18]. »

Avec la règle fondamentale, Freud cherche à *confisquer* l'autorité critique, non pour se l'arroger, mais pour la disposer autrement, ailleurs, dans un lieu tiers dont ce sera toute l'affaire de l'analyse du transfert que de le traiter, d'en dévoiler la nature.

18. Expression du juriste médiéval Balde. Pour plus de détails, voir Ernst Kantorowicz, *Les deux corps du roi*, Paris, Gallimard, 1989, p. 128-144.

Mais ce faisant, Freud institue ce lieu tiers comme objet de l'hypnose.

Lorsqu'il parle en effet de la relation hypnotique comme d'une foule à deux, il ne pense pas que l'hypnotiseur soit dans la même position que l'hypnotisé ; il est au contraire en position d'objet, fût-ce au prix d'une… métonymie. Le bouchon de carafe, la voix, ou quoi que ce soit d'autre[19], voilà à nouveau l'objet métonymique – métonymie de l'hypnotiseur en la circonstance. Avec la règle fondamentale et la disparition effective d'un tel objet, se trouve donc mise en jeu une *confiscation* (de l'activité critique) qui *institue* un lieu tiers, assez vite occupé – comme le note Freud – par la « personne » de l'analyste.

Chez Lacan

Lacan n'a pas eu, lui, à se dépêtrer directement de l'hypnose, mais à se sortir par contre de l'intersubjectivité, une intersubjectivité que le stade du miroir à lui seul rendait problématique. C'est d'abord avec le séminaire *Le transfert* que, *via* Socrate, on peut voir l'analyste être lui aussi, non pas l'*agalma*, mais le lieu de l'*agalma*, dans un rapport métonymique avec l'*agalma*. Mais ceci n'est qu'une mise en place, en un temps où le sujet-supposé-savoir n'existait pas encore, je veux dire : n'avait pas été nommé comme tel.

L'avantage de ce terme de sujet-supposé-savoir sur « analyste » ou « personne de l'analyste », c'est

19. La relique n'avait pas une position très différente, et nul, je pense, ne contestera son pouvoir hypnotique.

que lui peut être entièrement décrit comme une conséquence, et même un artefact de la règle fondamentale. Il n'est cependant pas possible de passer ici directement du Freud de l'hypnose au Lacan du S-s-S, entre autres parce que la mise en œuvre de la catégorie du symbolique a conduit Lacan à distinguer très fortement, à l'aide de ses propres catégories, ce qui chez Freud restait à peu près synonyme.

Comme c'est déjà sensible dans sa façon de régler l'affaire de l'hypnose, Freud utilise presque indifféremment moi idéal *(Idealich)*, idéal du moi *(Ichideal)*, et surmoi *(Überich)*. Pour Lacan au contraire, selon un parcours assez long, impossible à refaire ici dans le détail, le moi idéal est strictement imaginaire, c'est le moi tel qu'il aime à se voir ; l'idéal du moi, par contre, est strictement symbolique : un signifiant hors miroir *à partir duquel* le sujet se voit comme aimable, se mire dans l'image captieuse du moi idéal, ou au contraire se fait la guerre en comparant sans cesse son pauvre moi au prestigieux moi idéal. Le surmoi se trouve, lui, réduit à la grosse voix. À n'être ni imaginaire ni symbolique, il n'en est pas pour autant réel (il y a en effet une quatrième position eu égard aux trois dimensions, celle de n'appartenir à aucune, d'être « ectopique », et c'est précisément le cas de l'objet *a*).

Lorsque Lacan reprend cette affaire[20] en réutilisant directement le schéma de Freud du chapitre « État amoureux et hypnose », il en arrive à ceci :

---

20. Soit à la toute fin des *Quatre Concepts fondamentaux*, Paris, Le Seuil, 1973, p. 244, séance du 29 juin 1964.

> Freud donne ainsi son statut à l'hypnose en superposant à la même place l'objet *a* comme tel et ce repérage signifiant qui s'appelle l'idéal du moi.
>
> Et de même :
>
> Définir l'hypnose comme la confusion, en un point, du signifiant idéal où se repère le sujet, avec le petit a, c'est la définition structurale la plus assurée qui ait été avancée.

Là où Freud confisque l'instance critique au lieu même où s'énonce la règle fondamentale, prolongeant ainsi la trame même de l'hypnose, Lacan souscrit à ce mouvement en reconnaissant dans cette collusion de I et de a ce que l'analyse doit défaire, et qu'il nomme alors « une hypnose à l'envers ». Il y a donc bien pour lui constitution d'une hypnose à l'endroit dans la mise en place de ce sujet-supposé-savoir en tant que ce dernier est aussi un nom pour désigner cette collusion de I et de a, de l'analyste comme idéal et de l'analyste comme objet.

Mais pour lever encore quelques équivoques, toujours présentes sur ce terme « d'objet », encore faut-il se pencher sur la nature du geste théorique qui a permis à Lacan de nommer « objet » ce qu'il visait avec le « petit a ». Ce geste, vu sous un angle strictement formel, a eu de nombreux prédécesseurs. Trois se présentent à l'étude.

Trois prédécesseurs

L'introduction de l'objet *a* par Lacan se situe dans un projet d'ensemble dont l'ambition n'est pas mince : inventer une nouvelle esthétique transcendantale, ou du moins, à défaut d'en élaborer pleinement une nouvelle, parvenir à faire des accrocs de taille dans celle qui nous berce tous : la kantienne. Plus encore : cet objet *a* a été (et reste encore !) la pierre d'angle d'un tel combat, même si d'autres éléments lui sont forcément connexes, comme RSI, le nœud borroméen, le sujet représenté par un signifiant pour un autre signifiant, etc. Cette valeur polémique de l'objet *a*, voilà ce qui reste à étudier, en insistant sur le fait que cet objet ne peut pas simplement être « ajouté » à la liste infinie des objets dont on pense qu'ils peuplent ce monde, comme ces nouveaux objets découverts par les archéologues au fur et à mesure qu'avancent leurs fouilles. L'introduire, cet objet, le prendre en considération avec les valeurs complexes et parfois contradictoires que Lacan a cherché au fil du temps à lui attribuer, c'est s'engager à brève échéance à trouver bousculée, modifiée la notion familière d'objet avec laquelle nous œuvrons dans l'existence et, occasionnellement, dans l'analyse.

Fidèle à une certaine façon de faire, je tiens à montrer qu'un tel « geste » théorique, pour décisif qu'il soit chez Lacan, n'est pas sans prédécesseur dans sa *facture formelle,* en entendant par là le fait que peuvent exister des opérations formellement identiques dans des savoirs et des pratiques en tout point hétérogènes[1]. À plusieurs reprises en effet, il est arrivé que soient introduits dans des pratiques déjà parfaitement individuées des termes nouveaux qui devaient – le plus souvent à l'insu de leurs acteurs, mais pas toujours – subvertir profondément et durablement l'économie générale de ces pratiques. Par bonheur (de lecture), il est paru récemment un ouvrage[2] de petite taille, mais de grande valeur à mes yeux, qui recense trois occurrences majeures d'une telle démarche, respectivement : l'introduction du zéro au point de démarrage du calcul algébrique (fin XVIe siècle), celle du point de fuite au moment de la constitution de l'art de la perspective (XVe siècle), et celle de l'invention du papier-monnaie par les banquiers londoniens (fin XVIIe siècle).

L'INTRODUCTION DU ZÉRO CHEZ SIMON STEVIN (1548-1620)

Le zéro n'a certes pas attendu la fin du XVIe siècle pour faire son apparition ; les Hindous, les Babyloniens, les Mayas le connaissaient et le pratiquaient dans leurs numérations, fort différentes par ailleurs. Dans ces trois aires culturelles, il y avait

1. Ceci étant un point méthodologique qui me tient particulièrement à cœur.

2. Brian Rotman, *Signifying Nothing (The Semiotics of Zero)*, Standford (California), Standford University Press, 1993.

donc un signe pour signifier le rien, le vide, le « pas d'objet », avec chez les Hindous un repérage très rapide de l'avantage ainsi offert de pratiquer une numération « de position » qui facilitait incroyablement les calculs[3]. L'Occident chrétien, fidèle à la tradition romaine en matière d'écriture numérique, s'est montré très résistant pour admettre ce zéro qui lui vint, dès le XIIIe siècle, par la tradition arabe, laquelle charriait avec elle l'essentiel de la philosophie grecque. Or au regard d'un mode de pensée fondamentalement aristotélicien dans lequel le vide est proscrit comme en tout point impossible, il n'était pas facile d'admettre l'opportunité d'un signe servant à dénoter… ce qui ne pouvait en aucun cas exister sous peine de contradiction grave dans cet épistémé[4].

Stevin, dont l'œuvre maîtresse reste *La disme*, un traité sur l'art et les avantages de la numération décimale, partait en guerre dans cet ouvrage contre la conception grecque de l'*arithmos*, en tant qu'elle représentait à ses yeux une grave incompréhension de la nature des nombres. Pour Platon, pour Aristote aussi bien, il y avait une inévitable *antériorité* des choses sur les signes qui les représentaient, et donc les nombres n'étaient jamais que les nombres de certaines *choses rassemblées*. C'était d'ailleurs pourquoi « un » n'était pas considéré comme un nombre,

3. Pour plus de renseignements, se reporter à la bible en la matière : Geneviève Guitel, *Histoire comparée des numérations écrites*, Paris, Flammarion, 1975.

4. Voir Pascal et l'affaire du vide en haut du tube de Torricelli.

et il en fut ainsi jusqu'au début de l'algèbre, précisément. Chaque chose étant naturellement « une », c'était seulement quand *plusieurs* choses étaient rassemblées d'une façon ou d'une autre que leur rassemblement se trouvait alors « nombré ».

Stevin proclama à l'inverse que « zéro était le vrai et naturel commencement[5] » du nombre – non pour des raisons strictement arithmétiques comme seul Frege, des siècles plus tard, sut le faire valoir – mais en s'aidant d'une comparaison avec la géométrie. Dans cette dernière, remarquait Stevin, le point qui génère la ligne n'est en rien un « morceau de ligne », aussi minime qu'on voudrait le penser. Évidé de toute réalité spatiale il « est » sans n'être rien. C'est la raison pour laquelle Stevin proposa d'appeler le zéro arithmétique, selon une fort jolie expression, le *poinct de nombre.*

Prétendre ainsi que le zéro était au commencement de la numération, c'était changer la nature même de tous les autres nombres puisqu'ils n'étaient plus considérés en premier lieu comme des *signes de quelque chose,* des signes d'agrégats existant par ailleurs, mais comme des signes tout court, comme c'est évidemment le cas de zéro puisqu'il est un signe qui ne désigne aucune chose. Son activité de désignation (qui existe bel et bien, puisqu'il est un signe) n'est pas en premier lieu pointée vers une « chose », un « agrégat » qui serait donné naturelle-

5. B. Rotman, *Signifying Nothing, op. cit.*, p. 29.

ment, mais se manifeste « à vide » pourrait-on dire, en mettant en évidence le fait que c'est bien ce qu'accomplit tout nombre. Tous sont des désignateurs, le travail de chacun c'est de désigner, et non pas de refléter la propriété d'un groupe. Ce n'est pas parce que j'assemble quatre objets plus ou moins identiques dans un petit espace que le nombre « quatre » monte vers moi. « Quatre » n'a, aux yeux de Stevin, pas plus de réalité matérielle que zéro, ou un point d'une droite.

En quoi zéro rompt-il l'ordre grec des *arithmoi* ? Là où il n'y avait pas d'objet (de perception, physique ou mentale), pour le compteur grec il n'y avait pas de signe. De même en numération romaine, il n'y a tout simplement *pas de signe* pour désigner l'absence de chose. Zéro se trouve donc à l'inverse être un signe pour parer à l'absence de signe dans une situation d'absence d'objet. Ce n'est donc pas un signe prioritairement tourné vers le monde pour en pointer une qualité *hic et nunc*, mais un signe pour bien montrer qu'en cet endroit où un signe est requis (mais par qui, pour qui ?), nous en *fabriquons* un pour signaler et *désigner* l'absence d'objet.

Avec ce zéro, nous avons donc affaire à un signe particulier puisque, comme il ne montre aucune chose, *le fait qu'il montre* désigne indirectement « celui-pour-qui-il-n'y-a-rien » comme une pièce essentielle du procès de comptage. Chose qui passe presque complètement à l'as dans la conception grecque de l'*arithmos*, qui est aussi encore aujourd'hui la conception naïve, car dans l'exemple de quatre objets rassemblés, tout le monde sera d'accord sur le fait que ces objets sont momentanément quatre, qu'il y ait quelqu'un pour les voir et les compter ou non. Par contre, pour dire – et écrire – qu'il y a zéro objet, on ne peut plus aussi facilement dire que ce rien est indépendant du compte lui-même, et du même coup du compteur. Avec zéro, ce compteur est inclus dans le compte, non pas au titre d'un objet à compter (si cela arrive, ça n'a rien que de très banal), mais au titre de ce qui soutient l'activité de compter *indépendamment des objets mêmes du comptage* qui ne sont plus là pour amuser la galerie.

C'est là-dessus que vient se greffer l'idée de *variable*, dont dépend l'existence même de l'algèbre. Pas d'algèbre sans variable, et c'est grâce à Stevin, mais surtout à Viète (1540-1603 – quasi contemporain de Stevin) que le chiffrage littéral de valeurs numériques inconnues (et connues) permit de développer des calculs jamais vus auparavant. Ces signes dénotent (dirions-nous aujourd'hui selon un vocabulaire très moderne) des valeurs, des nombres que nous ignorerons jusqu'à ce que le calcul finisse lui-même par nous les révéler. Nous installons donc *à la place de nombres* des signes qui sont, si l'on peut dire, des *métasignes*, des signes qui renvoient à d'autres signes « numériques », lesquels renvoient (peut-être !) à des « objets » (idéaux, comme chez Platon, ou n'importe quel autre type de réalisme).

C'est pourquoi la mise en œuvre du zéro et celle de la variable, quoique pas identiques assurément, présentent cet air de famille qu'on résumera à ceci : le compteur, le calculateur n'est pas de bout en bout en train de contempler certains états du monde en essayant simplement de « s'en faire une idée ». Il manipule des signes dont il ne sait pas, dans le temps de sa manipulation, s'ils sont signes de quelque chose ou de rien, mais il ne peut plus guère ignorer qu'ils sont des signes *pour lui.*

On étudiera bientôt de plus près cette notion de variable, pas facile à saisir dans sa nature fuyante. Il suffit pour l'instant de noter qu'elle partage avec le zéro tel que le concevait Stevin cette capacité d'apparaître comme un signe dont la référence n'est pas assurée, et qui du coup pose plus que tout autre signe la question *du sujet pour qui il opère.* Le caractère apparemment naturel du signe qui semblait référer à tout coup n'est ici plus de mise, dévoilant un fonctionnement jusque-là caché par l'omniprésence de la référence. Selon les termes de Rotman, il s'agit là

> d'un méta-signe qui requiert la formulation d'une nouvelle instance utilisatrice de signes, une subjectivité seconde, qui doit être reconnue[6]. [...] Cette nouvelle capacité [...] est au centre de certains bouleversements majeurs à l'intérieur de systèmes de signes très différents les uns des autres au cours des XVIe et XVIIe siècles.

6. B. Rotman, *Signifying Nothing, op. cit.*, p. 4.

Il s'avère aussi que, dans deux autres pratiques totalement différentes, l'introduction d'un signe référé à une absence – au sens d'une non-présence *signifiée* par un certain signe – a été la clef d'un bouleversement de l'économie générale du système.

L'INTRODUCTION DU POINT DE FUITE PAR BRUNELLESCHI (1425)

Tout au long du Moyen Âge, les peintres (italiens et déjà flamands) pratiquaient un certain mode de perspective, lié à l'art du carreleur. Pour donner des effets de profondeur à leurs tableaux, l'artiste usait souvent de sol carrelés en organisant les lignes du carrelage de façon à ce qu'elles donnent l'idée de plusieurs plans successifs. Mais en l'absence de toute règle de composition perspective, leurs « effets perspectifs » ne dépendaient que de leur art, et c'est ainsi qu'on peut observer, au Louvre entre autres, certains tableaux du Quatroccento aux perspectives bizarres que l'on sent immédiatement fausses. La petite histoire raconte d'ailleurs que les artistes se rendaient les uns chez les autres pour apprécier le degré de réussite de telle ou telle perspective. C'est alors qu'un certain jour de 1425, un peintre mais surtout architecte fameux (on lui doit la grande coupole du Dôme de Florence), Filippo Brunelleschi (1377-1446) eut une idée remarquable.

Il s'installa, légèrement à l'intérieur du porche de Santa Maria, face au baptistère orthogonal et à la place San Giovanni, et là il peignit ce qui s'offrait à sa vue en s'efforçant d'appliquer à son tableau la méthode de l'*intergatione* : à partir d'un plan au sol et d'une vue en élévation, il était possible de donner au tableau un effet de profondeur, effet renforcé par une représentation en damiers de la place San Giovanni. Jusque-là, rien de très remarquable. Mais écoutons maintenant son biographe, Manetti :

> Pour prévenir toute erreur du spectateur qui aurait pu choisir un mauvais point de vue, Brunelleschi avait percé un trou dans le tableau à l'emplacement du temple de San Giovanni, au point où tombait le regard, et à l'opposé du spectateur regardant de l'intérieur du porche de Santa Maria del Flore, là même où Brunelleschi s'était placé pour peindre son tableau. Ce trou était de la taille d'une lentille du côté peint, tandis que derrière le panneau il s'ouvrait coniquement jusqu'à atteindre la grandeur d'un ducat, ou un peu plus, semblable à l'extrémité d'un chapeau de paille de femme. D'une main, le spectateur maintenait alors le dos du tableau contre son œil et regardait à travers l'extrémité évasée du trou un miroir plan soutenu de l'autre main à une distance d'un bras. La peinture était ainsi reflétée dans le miroir.

Grâce à ce stratagème, l'œil qui regardait le tableau était *dans le tableau*, et c'est ainsi que naquit ce qui devait s'appeler plus tard le *point de fuite*. Mais le miroir, dira-t-on, inverse la latéralité : comment l'œil pouvait-il reconnaître dans le miroir reflétant le tableau ce qu'il pouvait voir directement en mettant de côté tout le stratagème ? Simplement du fait d'une particularité de ce que Brunelleschi avait choisi de peindre : le baptistère étant d'une quasi parfaite régularité hexagonale, si l'on se met en face de l'un des côtés, la vue que l'on a alors de trois de ses côtés est symétrique, donc l'inversion gauche-droite n'y est pas pertinente.

En très peu de temps, cette habile construction de Brunelleschi fut théorisée par Alberti, puis développée, étendue et modifiée par d'autres, notamment Piero della Francesca, Uccello et Léonard de Vinci lui-même, ainsi que, hors d'Italie, par Van Eyck, Dürer et d'autres encore. L'habitude se prit vite d'inscrire un tel point à tel endroit du tableau qui présentait l'apparence d'un trou : porte, fenêtre, œil d'un cheval, centre de la tête d'un personnage, etc. Mais quelle que soit la représentation particulière dont l'artiste l'ornait, il est clair que ce point possédait une *double nature*.

En tant que point du tableau, il n'est qu'un point parmi d'autres, et même si l'effet alors obtenu peut paraître bizarre, il peut fort bien n'être représenté par rien de particulier. Mais par ailleurs, il est un point absolument unique et exceptionnel puisque tous les autres points s'ordonnent par rapport à lui et que, plus encore, il exerce une attraction extrêmement puissante sur le spectateur qui est poussé à occuper la place que le peintre lui a assignée comme regard : juste en face du tableau, dans la perpendiculaire au point de fuite. Plus encore : la codification du « point de distance » – qui permet de rendre la perspective plus ou moins violente – fixe en grande partie la distance à laquelle il convient de regarder un tel tableau. La « domestication » (pour employer ici un mot de Lacan dans son commentaire de l'objet *regard* au cours du séminaire *Les problèmes cruciaux*) est portée à son comble en convoquant impérativement le spectateur à occuper la place que l'artiste lui assigne, identique (croit-on) à celle que l'artiste lui-même aurait tenue pendant l'exécution de son œuvre.

Comme l'aura excellemment montré l'astuce de Brunelleschi, le point de fuite est d'abord un miroir, non pour refléter une réalité comme d'autres, mais bien pour refléter la présence du sujet regardant, identifié en la circonstance au sujet peignant puisque, pour que l'expérimentation marche, il fallait regarder le tableau dans le miroir en se tenant à l'endroit même où s'était tenu Brunelleschi de façon à ce que, au-delà des limites du miroir, la réalité à l'entour soit comme un prolongement de ce qu'offrait ce miroir. L'illusion n'était parfaite qu'à prendre à nouveau *physiquement* la place de l'artiste.

Dans le temps même où le tableau perspectif désigne, aussi bien que les tableaux non perspectifs (les icônes, par exemple), des objets apparemment de ce monde (objets physiques ou objets imaginaires comme les anges, les démons, etc.), il tourne cependant autour d'un signe *qui ne représente aucun des objets représentés*. Tout comme le « poinct de nombre » chez Stevin, ce point de fuite mériterait de s'appeler le « poinct d'image », désignant à sa façon, dans l'image elle-même, ce qu'il n'est pas question de représenter : non pas le corps du peintre/spectateur, mais son point de regard, le *punctum* à partir duquel tous les autres points s'avèrent représentatifs au sens traditionnel du terme.

L'INTRODUCTION DU PAPIER-MONNAIE À LA FIN DU XVIIe SIÈCLE

Pour de longues raisons dans lesquelles il n'est pas question d'entrer un instant, l'or s'est imposé vers la fin du Moyen Âge comme « équivalent général », pour employer ici en tout anachronisme l'expression mise en usage par les économistes du XVIIIe siècle, puis par Marx dans sa *Contribution à la critique de l'économie politique*. Toute marchandise, y compris un certain temps de travail social (autre vocabulaire employé par Marx) trouvait son équivalent en or, de sorte que circulaient des pièces présentant un certain alliage d'or (ou d'autres métaux en rapport précis d'équivalence avec l'or). Or, avec l'afflux massif de métal précieux en provenance des Amériques au cours du XVIe siècle et inondant l'Europe à partir du Portugal et de l'Espagne, on avait assisté tout au long du siècle à un mouvement qui nous est devenu très familier, mais qui était incompréhensible pour les gens de cette époque : les prix augmentaient. Jean Bodin fut l'un des premiers, sinon le premier, à comprendre que si la masse d'or en circulation augmentait plus brutalement que la masse des marchandises et des services, il devait s'ensuivre une augmentation des prix.

Cette fièvre économique ne pouvait que rendre plus sensible un problème lancinant attaché à cette forme de monnaie basée sur un métal précieux, non pas celui de la « fausse monnaie », mais celui de la « mauvaise monnaie ». Fondre des pièces, modifier l'alliage et les refrapper n'était pas si compliqué, et selon un principe facile à comprendre, « la mauvaise monnaie chassait la bonne ». C'est donc dans le monde des banquiers, des professionnels de la monnaie, que les choses allaient doucement changer, d'une façon susceptible de nous intéresser.

Depuis longtemps déjà les banquiers, à Amsterdam ou à Venise, pratiquaient les « lettres de crédit » : plutôt que de transporter sans cesse des masses d'or (opération toujours coûteuse et risquée), il valait mieux inscrire sur un billet portant des marques distinctes un message indiquant qu'une somme *x* était reconnue comme propriété de monsieur *Z*, et que donc ce monsieur *Z* pouvait, à tout instant (ou sous certaines conditions stipulées), rentrer en possession de son bien. Ainsi furent créés, par des banques de renommée internationale, des billets comme le *Marc Banco*, ou encore le *Florin de Banque*.

Ce crédit était appelé *Monnaie de banque*, comme l'écrivait Adam Smith dans son célèbre ouvrage[7], laquelle, puisqu'elle représentait l'argent exacte-

7. Adam Smith, *Enquête sur la nature et la cause de la richesse des Nations*, trad. Paulette Taieb, Paris, PUF, 1995.

ment selon les standards officiels, avait toujours la même valeur réelle, et était donc de meilleure qualité que la monnaie courante.

Il est crucial de remarquer que ces billets étaient toujours nominaux, qu'ils portaient le nom de la personne reconnue être en mesure d'échanger son papier contre l'équivalent en or. En ce sens, cette monnaie de banque ne créait aucune concurrence directe avec l'or ; elle n'était qu'un moyen pratique de ne pas trimbaler trop d'or sur des routes peu sûres, mais en tant que signe – et c'est ce qui nous intéresse ici – elle était *doublement* liée à un référent (la somme d'or stipulée) et à un sujet (son possesseur). Elle ne venait que *redoubler* un lien qui existait déjà entre ce possesseur et cette quantité d'or.

Il fallait donc encore une marche pour passer de la monnaie de banque au « papier-monnaie » proprement dit, et cette marche fut franchie d'abord en Angleterre, puis en Écosse à la fin du XVIIe siècle et au début du XVIIIe siècle, par le progressif anonymat inscrit sur la monnaie de Banque. Dans une photocopie donnée par Brian Rotman, la mention reste ambiguë : la Banque d'Écosse reconnaît devoir verser douze livres écossaises (monnaie or) à un certain David Spence *« ou au porteur » (or the Bearer)* sur simple demande de ce dernier.

Il y eut aussitôt pas mal de résistance contre cette façon de faire et, dans un premier temps, ce fut d'abord pour des raisons légales. Ce qui rapprochait l'Écosse et la France – et amena le fameux banquier écossais Law à Paris, où il fit banqueroute en ruinant pas mal de gens et en installant une défiance durable vis-à-vis du papier-monnaie – c'était qu'elles possédaient toutes deux des systèmes juridiques directement issus du droit romain dans lequel un créditeur peut librement transmettre une lettre de crédit qui lui a été donnée à quelqu'un à qui il doit lui-même de l'argent, et cela sans plus en référer à son débiteur qui lui a signé cette lettre de crédit. Au contraire, dans le droit anglais tenu par la *common Law,* les contrats étaient considérés comme une affaire entre deux individus particuliers, sans aucune possibilité de « glisser » une lettre de crédit à quiconque d'autre. En fait, cette disposition de la loi anglaise fut ignorée *de facto,* et c'est contre le droit anglais que parurent les premiers billets de banque anonymes dans lequel n'est plus mentionné que « le porteur ».

« Le porteur » est à l'évidence un sujet *variable,* mais le lien entre le billet et la quantité d'or reste la même. On aurait donc pu croire, si l'on en était resté là, que le papier-monnaie ne faisait en toute occasion que « re-présenter » cet or par ailleurs « présent » et, sur simple demande du porteur, « présentable » et donc… empochable.

On ne sera pas étonné d'apprendre que cet état instable ne dura guère. À peine ces billets « au porteur » étaient-ils en circulation que les banquiers s'aperçurent de la possibilité de *fabriquer de l'argent* :

puisqu'ils n'avaient plus affaire à des porteurs nominaux, ces billets n'étaient plus entre eux et leurs clients *à la place* des richesses en or que leur avaient confiées ces mêmes clients. Ils étaient donc seuls face à la possibilité de créer de la monnaie.

Cela ne leur fit pas pour autant perdre la tête. Ils savaient fort bien que l'équivalent général restait l'or, et non leur papier-monnaie. Mais ils comprirent immédiatement qu'on pouvait, sans trop de risque, mettre en circulation plus de papier-monnaie qu'ils n'avaient d'or en réserve, dans la mesure où il était peu vraisemblable que tous leurs clients viennent demander le même jour leur dû en or sonnant et trébuchant. Et c'est ainsi que commença un scandale qui n'était pas en lui-même financier (il pouvait évidemment à tout instant le devenir entre les mains de banquiers peu rigoureux, comme Law), mais un scandale qu'on dira, avec nos mots d'aujourd'hui, un scandale sémiotique.

Le débat entre les partisans du papier-monnaie et ses adversaires dura longtemps. Il domina par exemple la vie politique américaine entre 1825 et 1845, et c'est un débat passionnant encore aujourd'hui (où il est pourtant totalement forclos, nous ne sommes plus à l'âge du papier-monnaie garanti par l'or depuis la fin des accords de Bretton Woods au début des années 1970), parce qu'il porte sur la nature du signe, monétaire en l'occurrence.

Il y avait en effet d'un côté les partisans de la « réalité », ceux qui pensaient que le papier-monnaie ne devait être considéré, au mieux, que comme une commodité pratique, mais qu'il devait rester dans une correspondance rigoureuse avec l'or, seul équivalent général, lequel or était seul à pouvoir être échangé avec n'importe quelle marchandise. Et de l'autre côté les partisans de l'apparence qui comprenaient déjà que la monnaie n'est pas une réalité comme les autres, mais un système de signes qui devait être traité comme un système de signes – et rien d'autre.

Il importe de bien comprendre le clivage à cet endroit. C'est une affaire d'exfoliation : imaginons un niveau où s'étalent toutes les choses de la Création. Parmi elles, il y en a une, l'or, qui ne cesse pas d'appartenir à cet ordre de la création divine, à l'ordre des « choses », mais que nous extrayons pour l'étendre (en pensée) sur toute chose de ce monde – du moins ces choses que nous appelons d'un commun accord « marchandises ». Si bien qu'à chaque marchandise correspond son équivalent en or, sa « surface » en or. Dans un tel monde, il est clair que l'or n'est plus une marchandise. Je peux le troquer contre de la marchandise, le voler ou l'extraire des profondeurs de la terre ; je ne peux plus « l'acheter », puisque cela reviendrait finalement à échanger de l'or contre… de l'or.

Imaginons maintenant qu'en parallèle à cet or qui recouvre le monde de la marchandise, j'étende une surface égale de papier-monnaie, de façon à faire correspondre leur « superficie ». Je peux décréter que toute valeur de papier-monnaie est à tout instant transformable en son équivalent or, et donc en son équivalent marchandise. Mais le petit lien qui, à l'origine, faisait de l'or une marchandise (tant qu'il n'était pas encore un équivalent général), n'est plus de mise avec mon papier-monnaie. À la différence de l'or, il ne tient pas sa valeur de sa relative rareté, mais uniquement de l'industrie humaine qui l'a forgé. Je peux donc songer à couper en lui le lien qui ancrait anciennement l'or dans le monde des marchandises, des « biens », des « choses » que l'on ne trouve qu'en quantité limitée, cette limite garantissant en quelque sorte leur valeur. Et c'est exactement ce que voulaient faire les partisans à tout crin du papier-monnaie : que l'on considère la monnaie pour ce qu'elle est, à savoir ce qu'était déjà l'or en tant qu'*équivalent général* : un *signe* de richesse, et non pas un *bien*.

La nature du nombre peut laisser beaucoup de monde indifférent, mais pas la nature du signe de richesse. Chacun (d'un certain âge) peut trouver facilement dans sa mémoire le souvenir de quelque vieille personne qui n'a jamais pu se résoudre à passer de l'ancien franc au franc dit « lourd ». À l'inverse, pour ce qui est d'une certaine gymnastique avec les zéros, l'économiste Galbraith raconte que pendant l'inflation galopante de l'Allemagne des années 1920, les médecins allemands avaient créé une nouvelle maladie nerveuse qu'ils appelaient : l'attaque cérébrale du zéro *(Zero stroke)*, laquelle touchait des hommes et des femmes de tous niveaux sociaux, tous également prostrés face à l'effort de devoir compter en millions de marks leur nourriture quotidienne.

Pour en rester au seul papier-monnaie (qui n'a donc pas à lui seul remis en question l'or comme équivalent général), il importe ici de bien voir la promotion qu'il assure du porteur *anonyme.* C'est là sa *création* : quels que soient les avantages (et les inconvénients) du papier-monnaie du point de vue financier et économique, du point de vue *sémiotique*, c'est un indéniable bouleversement au sens où un sujet sans précédent dans cet ordre-là est désormais requis, et mis en circulation en même temps que le papier-monnaie : le *porteur.*

Parce que le billet de banque – toujours conçu comme à tout instant référable à une quantité x d'or et donc de marchandises – commence à jouir d'une réelle autonomie (possibilité de jouer sur le rapport quantité papier/quantité or), la nature du signe monétaire se dévoile plus avant. Et comme j'ai pu avancer la notion de « poinct d'image » pour le point de fuite, je poursuivrai volontiers en parlant du « poinct d'argent » (« point d'or » ?) créé par le papier-monnaie, entendu que ce « poinct d'argent » est le signe visible d'un sujet postulé, indispensable au système, mais qui ne sera jamais qu'une variable, un a-nonyme.

L'ÉLÉMENT PERTURBATEUR, ET SA LOGIQUE

Ces trois créations successives ont en commun de jouer avec l'introduction d'un élément doté d'emblée d'une double valeur : loin d'être uniquement le centre organisateur du système dans lequel il s'inscrit, celui-ci est d'abord un élément de ce système. Zéro est une valeur entière, le point de fuite est un point du tableau, et le papier-monnaie aura longtemps voisiné avec l'or comme équivalent général. Mais l'introduction de cet élément qui vient, d'une certaine façon, s'ajouter aux autres, bouleverse cependant l'ordre antérieur en dévoilant une caractéristique jusque-là masquée de chacun des autres éléments, et que l'on peut énoncer pour les trois ordres réunis des nombres, de la peinture et de la monnaie.

Dans chacun de ces ordres auparavant, l'opinion à l'endroit des signes qui les composaient revenait en effet à penser qu'il était le *signe apparent* d'une *réalité, absente* certes, mais dont l'existence n'était pas un instant mise en doute : chaque nombre désignait donc un certain « groupement » d'objets, chaque point représentait une portion d'image perçue physiquement ou mentalement, et chaque pièce d'or renvoyait idéalement à une quantité *x* de marchandises réelles. Ces conceptions s'avèrent maintenant unifiées sous notre regard en ce qu'elles partent toute de la même idée : celle d'une *antériorité du référent* sur le signe qui le représente.

Dans cette conception, il y a des nombres *parce qu'il y a d'abord* des groupements d'objets ; il y a des tableaux *parce qu'il y a d'abord* une réalité figurative ; il y a de la monnaie *parce qu'il y a d'abord* des marchandises[8]. Cette antériorité s'offre comme une justification de l'existence du signe qui ne fait pas nécessairement intervenir le sujet pour qui cette représentation s'effectue. C'est ce petit détail qui change avec le zéro, le point de fuite ou le papier-monnaie.

À l'inverse, en effet, chacun d'eux convoque impérativement le sujet qui en use, dans son anonymat de « porteur », de « poinct de regard » ou d'instance comptable. Pour chacun de ces signes perturbateurs, le référent est absent (ou médiatisé dans le cas du papier-monnaie), de sorte que leur activité de signe, au lieu de pointer directement vers une réalité qu'ils représenteraient, pointe d'abord à l'inverse vers celui qui les met en mouvement.

Le zéro, le point de fuite, le papier-monnaie introduisent ainsi un « nouveau sujet » – et c'est en cela que les combats qu'ils ont déclenchés étaient avant tout des combats sémiotiques, teintés de cette passion particulière qui anime l'être humain dès qu'il est question de représentation. Brian Rotman écrit là-dessus quelques pages très convaincantes pour montrer que le « je » de Montaigne, dans ses

---

8. On pourrait rajouter ici une certaine conception « mentaliste » de la langue qui tient qu'il y a de la langue *parce qu'il y a d'abord* de la pensée (saint Augustin).

Essais, participe de ce même mouvement où un sujet sans précédent se fait jour. Mais avec l'œuvre et la pratique littéraire, il est bien difficile de déterminer « l'objet » d'un tel sujet. Par contre, dans le cadre des pratiques algébriques, picturales et monétaires, *c'est d'abord un objet d'un nouveau type qui désigne indirectement le nouveau sujet qu'il met en fonction*, et c'est bien ce qui importe dans cette approche de l'objet *a*, ici proposée par des voies divergentes.

L'objet *a* possède la même *facture formelle* que ce zéro, ce point de fuite ou ce papier-monnaie. Pour lui aussi, on pourrait croire qu'il n'est qu'un objet de plus, par exemple une façon de renommer ce que Freud a mis en place comme « objet de la pulsion ». Mais, aussi vrai cela soit-il, cet aspect partiel fait écran au fait que cet objet *a* vient bouleverser la conception antérieure de tout objet – en tant du moins qu'il peut être objet d'investissement narcissique, ce qui va loin quand on sait que *n'importe quoi* peut être narcissisé.

On tient là l'une des raisons pour lesquelles Lacan n'a jamais démordu de cette appellation première d'« objet » pour quelque chose qui correspond si peu à ce que l'opinion commune range sous ce vocable : qu'un objet soit « partiel » au sens où l'on a précédemment étudié ce terme, ou qu'il n'ait pas d'image dans le miroir différenciable de lui, voilà qui suffirait à considérer « cela » comme tout ce que l'on voudra sauf… un objet. Cet objet *a* mérite pourtant, aux yeux de Lacan, son nom d'objet, tout comme le point de fuite mérite de s'appeler « point », alors qu'à la différence de tous les autres, lui ne se réduit pas à son travail figuratif orienté vers un référent figurable, puisqu'il inscrit la place d'un sujet a-nonyme, d'un sujet qu'il ne re-présente pas.

L'objet *a*, selon l'excellente expression de Stevin, est à concevoir doublement : objet, certes, mais aussi bien « poinct d'objet », ce-à-partir-de-quoi-il-peut-se-faire-qu'il-y-ait-de-l'objet – non plus « dans le monde » – mais : pour-un-sujet.

En toutes ces affaires, le tournant revient à inscrire la place du sujet dans un système de représentation, dévoilant ainsi toujours plus la structure interne de ce système. C'est là un mouvement d'une grande ampleur historique[9], et au sein duquel la subversion lacanienne trouve sa place en ramenant le sujet à son point d'évanouissement (phallique).

Ce point d'évanouissement n'est autre que le point de *fading* où le sujet en vient – parfois – à se donner pour ce qu'il est : rien qui se compte, rien qui se figure, rien qui s'achète ou se vende, un rien qui appelle à une chose : trouver sa place dans le procès de symbolisation qui le détermine. L'objet *a* est l'objet d'un tel sujet – ce que le graphe du désir donnait dès le départ à lire dans la formule du fantasme : $\$ \diamond a$.

9. J'ai essayé, dans *L'incomplétude du symbolique* (Paris, Epel, 1991), de montrer certaines de ses étapes décisives en mathématiques et en logique.

$\$$ et *a* sont deux noms d'une même chose, au sens du moins où l'on désigne communément en géométrie une ligne droite par deux de ses points : « la droite AB ». Je ne prends pas ce dernier exemple au hasard, vu ce que nous offre la naissance de la perspective pour ce qui est d'une telle mêmeté dans la différence : on n'ira pas en effet confondre le point de fuite *dans* le tableau, et le point de regard du spectateur ou de l'artiste *face* au tableau. Pourtant, pour que la perspective soit lisible, il faudra que ces deux points, confondus un jour de 1425 à Florence, se trouvent répartis sur une orthogonale au tableau.

Qui s'écarte très nettement sur le côté pour voir le tableau sous un angle, disons, de 50° par rapport à la normale au tableau, ne « verra » plus la perspective, celle-ci paraîtra fausse. Par contre, s'il y a dans ce tableau des anamorphoses et que l'on passe par leur axe (incliné, admettons, de 50° par rapport à la normale), elles, on les verra, on les reconnaîtra dans leur pouvoir figuratif. Les anamorphoses sont les monstres *engendrés* par la technique de la perspective.

Cela est à opposer à ce que Nicolas de Cuse remarquait, dans l'un de ses ouvrages, à propos du fonctionnement d'un tableau non perspectif représentant un visage, comme c'est le cas éclatant avec l'icône : si l'on se place face à un personnage qui regarde droit devant lui, son regard transperce le spectateur ; mais si l'on s'éloigne sur le côté, en prenant la tangente, son regard se met à suivre le spectateur et, tout le temps que ça dure, il regardera son spectateur droit dans les yeux. Nicolas de Cuse prenait prétexte de cet état de fait pour dire, humainement, ce que pouvait être le regard de Dieu sur le monde et sur nous : un point fixe, derrière le tableau, regarde le monde comme à travers la fenêtre du tableau, et nous sommes alors ses objets, sans possibilité de remonter jusqu'à lui[10].

10. D'où, en partie, la violence iconoclaste qui fait voler en éclats l'image parce que cette dernière n'est saisie que dans sa valeur d'écran, qui arrête et bloque l'aspiration vers le divin.

La variable et le pronom : une hypothèse

Il est donc arrivé que des ordres symboliques déjà fortement structurés connaissent de véritables chamboulements du fait de l'introduction d'un nouvel élément, à première vue assez semblable aux autres. Mais si l'on veut aller plus avant dans la nature de ce geste qui subvertit un ordre donné en y inscrivant à sa manière le sujet qui parcourt ledit ordre, il faut alors tenter de saisir ce qu'il en est de la *variable*.

Pas question d'en donner, même approximativement, une date de naissance. L'écriture mathématique de nos variables les plus connues, x et y, nous pouvons la dater, elle, puisque nous la devons à Descartes. Mais il est bien difficile de savoir pourquoi elle a prévalu ; Viète, par exemple, avait choisi de noter ses variables à l'aide de voyelles, et de garder les consonnes pour désigner les constantes. Bien d'autres façons de faire furent en usage dans le petit monde des écritures mathématiques[1], et l'on peut presque dire que chaque secteur de ces mathématiques possède aujourd'hui ses propres formalisations, même s'il est permis de reconnaître quelques *patterns* fondamentaux dans cette Babel

1. On peut s'en faire une petite idée en feuilletant Florian Cajori, *A History of Mathematical Notations*, La Salle (Illinois), The Open Court Publishing Company, 1951, 2 volumes.

moderne que sont les mathématiques contemporaines. Mais là n'est pas d'abord la question.

Car je tiens à parler maintenant de la variable telle qu'on la rencontre dans la langue, avant d'en préciser le statut qu'elle possède dans les langages formalisés ; et c'est en ce sens qu'il n'est pas question de « dater » son apparition, puisque je ne peux guère imaginer de langue où il ne serait pas possible de dire « quelque chose », « un quelconque », « n'importe quoi tel que... », etc. Mais il est vrai que pour apprécier le travail qu'effectue ce genre de terme dans une langue, il faut en passer d'abord par un peu de logique, ou à tout le moins, quelques précisions méthodologiques.

La variable et le pronom

Le philosophe américain Willard Van Orman Quine a publié en 1987 un petit livre étonnant, sur le modèle ironique du *Dictionnaire philosophique* de Voltaire, qui s'appelle en anglais : *An Intermittently Philosophical Dictionary*, désormais traduit au Seuil[2]. Autour de trois articles qui se renvoient l'un à l'autre : *Variables, Predicate logic* et *Universals*, je vais essayer de tramer une certaine approche de la variable.

2. W.V.O. Quine, *Quiddités*, trad. de Dominique Goy-Blanquet et Thierry Marchaisse, Paris, Le Seuil, 1999.

Très classiquement, Quine remarque d'abord dans son article « *Variables* » qu'il est permis de donner un nom à un nombre que je ne sais pas nombrer, comme c'est le cas dans la moindre des équations algébriques. J'écris donc *x* ou *y* en sachant seulement que je désigne par là quelque nombre entier, ou réel, ou autre encore. Mais comme le remarquait Frege, que Quine suit sans broncher sur ce point, quel que soit le nombre que se révélera être mon *x* en question au terme (ou au cours) du calcul, il est un nombre et un seul, lequel nombre n'a, lui, rien de « variable ». Ma variable vient donc *à la place* d'un nombre – moyennant quoi, je risquerai d'être assez fâcheusement porté à la confondre avec ce nombre – alors qu'elle n'est pas ce nombre : *elle le vaut,* dans telles et telles circonstances (textuelles).

Vue sous cet angle, notre variable semble fonctionner comme un *déictique,* pareille à la boule de la roulette qui virevolte après que le croupier l'a lancée et qui, au bout de sa course, tombera dans une case et une seule. Cette boule ne porte aucun numéro sur sa surface et, hormis quelques casinos crapuleux, elle est supposée n'avoir aucune appétence particulière pour aucun des nombres auxquels elle convient.

Me voilà donc avec ma boule en possession d'un terme (mais c'est aussi bien un « objet ») qui se dirige inexorablement vers un autre. Ma conviction dans le caractère parfaitement déterministe des lois de la physique m'entraîne alors à penser qu'une fois la main du croupier revenue sur le tapis, la boule et le numéro auquel elle s'arrêtera sont déjà liés l'un à l'autre. La boule « vaut » déjà le zéro, le 24 ou le 17 vers lequel, tout à l'heure, elle s'arrêtera, même si je l'ignore. « Les jeux sont faits », dit alors le croupier, et je le crois, comme de même, lorsque j'écris $4x^2 - 16x + 84 = 0$ ou quelque autre formule de ce genre, je ne doute pas que x ait deux valeurs, bien avant la fin des calculs qui les révéleront.

Que fait donc toute variable de ce genre ? C'est simple : *elle vient à la place d'un nombre.* Elle devrait donc s'appeler en toute rigueur un *pronombre*, puisque dans la plupart des langues nous connaissons ces termes, absolument indispensables à leur fonctionnement, que nous appelons « pronoms », et qui ont également pour fonction de venir à la place d'un nom. D'où le premier jugement d'importance énoncé par Quine : « Les variables sont essentiellement des pronoms. »

Des pronoms, nous en avons de toutes sortes : des personnels, des démonstratifs, des possessifs, des relatifs… Leur travail s'épuise-t-il dans le fait de remplacer des noms (ou d'autres pronoms) ? Ce serait là une vue un peu courte. Soit l'exemple suivant, que Quine nous invite à considérer : « John a enlevé *son* chapeau et *l'*a suspendu. » Les pronoms possessifs et personnels ici employés sont qualifiés par Quine de « pronoms fainéants ». Ils servent en effet simplement à éviter une forme très lourde qui reviendrait à dire : « John a enlevé le chapeau de

John et a suspendu le chapeau de John. » Le « son » et le « le » ne viennent qu'éviter de fastidieuses répétitions[3]. Par contre, lorsque je dis : « Sadie a volé quelque chose et l'a vendu », mon message dit autre chose que si j'avais dit : « Sadie a volé quelque chose et a vendu quelque chose », puisque dans ce second cas je n'aurai pas de moyen linguistique d'identifier ce qui a été volé et ce qui a été vendu. La valeur relative du « l' », qui renvoie sans ambiguïté à son antécédent, me permet de lever cette équivoque, et comme le commente humoristiquement Quine, ce « l' » n'est plus un pronom fainéant, avec lui, « c'est du sérieux » *(It's serious business).*

Ici prend place une réflexion faite par Quine comme en passant, bien dans le ton général de l'ouvrage, mais sur laquelle il convient de s'attarder. Il nous apprend que Charles Sanders Peirce aurait eu (mais où, mais quand ?) l'ironie d'écrire qu'au lieu de donner aux noms leur nom de « noms », on aurait mieux fait de les appeler des « pro-pronoms », des mots qui viennent, parfois, à la place des pronoms.

Ce renversement, qui accorde de fait la priorité aux pronoms sur les noms, est d'emblée dans la veine de ce que nous avons déjà vu à propos du zéro, du point de fuite ou du papier-monnaie ; il revient en effet à considérer *qu'il n'y a pas d'abord* des

3. Encore que… Nous sommes si habitués aux pronoms possessifs que l'étrangeté d'une formulation comme « John a enlevé le chapeau de John » nous ferait presque croire qu'il y a deux John dans l'affaire…

entités stables, désignant des êtres bien ancrés dans l'ontologie puisqu'ils réfèrent singulièrement à des réalités extralinguistiques : les noms – noms que par nécessité langagière nous remplacerions de-ci de-là par des mots plus brefs et plus adaptés : les pronoms.

Selon cette intuition, que l'on devine déjà à l'œuvre chez Peirce (1839-1914) en effet, la priorité reviendrait aux pronoms eux-mêmes, autrement dit à ce qui, dans la langue, renvoie à d'autres segments déjà effectués dans le discours, et non à une réalité extralinguistique prise en charge secondairement par les noms. L'anaphore prendrait donc le dessus sur la référence, dans la compréhension du fonctionnement de la langue. De sorte que les noms ne seraient plus que des entités définies qui viendraient, parfois, prendre dans le discours une place naturellement dévolue au pronom. Cette vision des choses est particulièrement bien rendue dans une formule aphoristique donnée par Quine lui-même dans son article « *Universals* » : « Être, c'est être la valeur d'une variable[4]. »

L'ÉLIMINATION DES TERMES SINGULIERS EN LOGIQUE

La chose apparaît clairement avec la fonction que Quine montre être celle de l'expression « tel que » *(such that)* dans les langues naturelles : à la place de n'importe quel nom, je peux substituer une variable, suivie de l'expression « tel que », elle-

4. W.V.O. Quine, *Quiddities*, Penguin Books, 1990, p. 228.

même suivie de l'une des propriétés auparavant attribuée – implicitement ou explicitement – à ce nom. Voilà, dit en langue naturelle, une stratégie qui fut en son temps une trouvaille de Bertrand Russell, et qu'on rencontre souvent dans les manuels de logique sous l'appellation suivante : « L'élimination des termes singuliers ».

Les termes singuliers ont été la croix et la bannière de la logique classique. Ils réfèrent en effet à des individus singuliers dont l'existence n'est pas en toute circonstance assurée. Or les valeurs de vérité des énoncés que je construirai avec eux risque de dépendre à tout instant du fait que j'accorderai – ou pas – l'existence à ce que ces termes dénotent. C'est l'infernal problème de « Pégase a les yeux bleus », du fameux « Le Père Noël vit au pôle Nord », ou encore de « L'actuel roi de France est chauve ».

La trouvaille de Russell, bien plus décisive que sa théorie des types en dépit du fait qu'elle est nettement plus locale (c'est vraiment un « truc » d'écriture), revient à considérer qu'à la place du nom singulier, quel qu'il soit, on écrira « un *x* tel que », et l'on fera suivre cette expression d'un trait caractérisant la classe à laquelle je veux que cet *x* appartienne. Si cette classe n'a, pour finir, qu'un seul élément, aucun problème : les classes unitaires sont toutes de bonnes et honnêtes classes, prêtes à servir dans tous les calculs logiques que l'on voudra sans qu'on se casse la tête pour savoir si elles « existent » ou pas. À la fin, quand les calculs seront terminés, alors oui, on se retournera vers cette dichotomie initiale entre la classe et l'affirmation d'appartenance du *x* à ladite classe, et selon que l'on statuera positivement ou négativement, on obtiendra différentes valeurs de vérité.

Comme le commente immédiatement Quine[5] : « Ce n'est pas là juste un exemple de l'utilisation des variables : c'est toute l'affaire *(it is the whole story).* » Lorsque donc j'affirme : « Il existe un *x* et un seul, tel que cet *x* a été le maître de Platon », je distingue d'abord une variable, *x* (variable que je précise en l'occurrence être unique), je lui fais parcourir un certain espace défini, lui, par une fonction (« avoir été le maître de Platon » – mais j'aurais pu m'amuser à prendre : « qui a bu la ciguë », « qui fut le mari de Xantippe », etc.), et si je conviens que, oui, il y a bien eu un *x tel qu*'il satisfait à cette fonction, alors c'est joué : j'ai un Socrate, j'ai affirmé l'existence d'un Socrate et « Socrate vécut à Athènes » deviendra un énoncé vrai.

Vous avez sûrement envie de vous écrier : « Trucage ! » ; je fais semblant de douter de l'existence de quelque chose alors que j'en connais fort bien plein de propriétés, j'en prends une presque au hasard, et je construis avec ça un énoncé logique prétentieux et faussement savant qui ne m'apprend rien de plus. Le dernier point est certain. Il ne s'agit pas d'un gain en savoir, mais d'une astuce d'écriture qui fait écrire *séparément* l'attribution d'existence

5. W.V.O. Quine, *Quiddities, op. cit.*, p. 238.

(qui porte sur la variable quantifiée), et l'attribution de qualités (qui porte sur la classe). L'individu singulier ne porte plus à lui seul ces deux séries de déterminations.

Si bien que l'énoncé de Quine selon lequel « Être, c'est être la valeur d'une variable » apparaît maintenant pour ce qu'il est : une retombée ontologique d'une trouvaille d'écriture logique, une façon de prendre la mesure du renversement sur lequel je m'efforce d'attirer votre attention, persuadé qu'il s'agit d'un renversement de cet ordre dans la nomination opérée par Lacan de cet *objet petit a.*

L'individuation n'est plus au départ : elle surgit comme le résultat d'une certaine opération où la priorité est désormais accordée à la classe, à l'ensemble, et c'est dans ce contexte que la variable trône, puisqu'elle devient alors l'index de tout individu, ce qui permet de le désigner *comme tel, comme individu,* en tant qu'élément d'un ensemble. Et si celui-ci s'avérait être réduit à ne posséder que cet élément-là, il n'en sera pas moins un ensemble ou une classe, bien différente en elle-même de l'élément unique qu'elle enserre. Cette récente *priorité logique* ne saurait cependant passer pour un renversement ontologique : les variables ne pré-existent pas aux objets, même si elles les précèdent dans leur détermination symbolique, ce qui n'est pas tout à fait la même chose.

Il y a là en effet une sorte de cercle : pour que des variables (ou des pronoms) existent, il faut bien qu'il y ait des objets (avec leurs noms) qui s'offrent comme valeurs attribuables aux variables. D'accord, c'est le point de départ. Mais dès qu'une variable entre en jeu, on s'aperçoit qu'au contraire du nombre ou du nom, elle ne pose pas avec autant de virulence la question de sa référence. « *x* » peut fort bien valoir zéro, et un pronom (mis à part quelques complications grammaticales) peut prendre en charge n'importe quel segment de la chaîne parlée, que ce segment dénote une chose existante *ou pas.* Avec ma variable, pour ce qui est de l'existence de ce qu'elle dénote, on verra plus tard[6] ! Et voilà le calcul logique ou mathématique (dangereusement) libéré d'avoir à se demander à tout moment s'il parle de quelque chose ou de rien. Qu'il calcule ! C'est tout ce qu'on veut.

Cette soudaine indépendance vis-à-vis du référent, au nom d'une plus grande homogénéité du calcul, c'est bien ce qu'on a vu à l'œuvre avec l'introduction du zéro, du point de fuite et du papier-monnaie. La variable – qui ne trouve son vrai régime de fonctionnement logique qu'avec Frege et Russell

6. C'est même la raison pour laquelle on a vu fleurir en diverses branches des mathématiques des théorèmes que l'on appelle des « théorèmes d'existence », lesquels établissent que pour tel problème « il existe » des solutions, sans cependant chercher plus avant lesquelles. Les intuitionnistes se sont beaucoup élevés contre ces théorèmes qui affirment l'existence de solutions sans cependant les montrer *dans leur individuation même.*

à la fin du XIXe siècle et au début du XXe siècle – apporte le même message indirect : les montées en puissance des différents systèmes symboliques appellent toutes[7] à l'inscription en leur sein du sujet lié au calcul que ces systèmes permettent.

VARIABLE ET PHALLUS : LA CARTE-DU-DESSUS

Notre hypothèse générale peut maintenant s'énoncer comme suit : Lacan a produit avec cette appellation d'objet *a* le nom de la variable servant à désigner l'objet *comme tel, pour autant du moins que cet objet a valeur phallique.* D'une certaine façon, tout est là.

Le problème, c'est qu'on voit mal ce que pourrait être un objet qui n'aurait aucune valeur phallique, un objet qui ne serait – pour employer un instant le vocabulaire de Freud – en rien investi narcissiquement. L'objet scientifique, l'objet de connaissance, l'objet d'échange, l'objet marchant, tous participent d'une économie où leur valeur phallique est requise : ils ne fonctionnement que pour des sujets qui les reconnaissent comme tels. En parlant de la valeur phallique d'un objet, je ne parle donc pas seulement des objets dits « d'amour », mais des objets qui, à un titre ou à un autre, comptent pour un sujet. Ça va loin.

7. Mais avec une inégale urgence.

Pour en donner une idée un peu directe, je partirai de la petite histoire suivante, bien faite pour mettre en valeur ce que pourrait être, si une telle chose pouvait vraiment *exister*, une variable *comme telle*.

L'histoire met en scène trois partenaires : deux êtres parlants qu'on appellera A et B (ils ne sont en rien variables ; A et B sont leurs noms), et un paquet de cartes situé à proximité de A, mais hors de portée de B, qui en vient donc à dire à A : « Auriez-vous l'amabilité, mon cher A, de me passer la carte-du-dessus ? » Très obligeamment, A prend la carte-du-dessus et la tend à B, qui rétorque en désignant le paquet : « Non…, je voulais celle du dessus, là… » En fronçant les sourcils, A prend la nouvelle carte du dessus, la tend à B, qui répond exactement de la même façon. A sourit alors – il vient de comprendre qu'il s'agissait d'un piège – et tend victorieusement le paquet de cartes à B, qui lui dit alors : « Mais je ne vous ai pas demandé le paquet, cher ami. Seulement la carte-du-dessus. » À quoi A, au bord de l'irritation, réplique : « Mais prenez-la donc. Elle est là, sur le dessus. » Et B, au bord du désespoir : « Décidément, vous ne comprenez rien à rien ! Il m'importe peu, en vérité, d'avoir cette carte-là. Mais j'aimerais par dessus tout que vous me la donniez, qu'enfin je la *reçoive* de vous. »

C'est là une façon de faire entendre ce que Lacan cherchait à dire en parlant de l'anorexique et de sa dangereuse stratégie visant à ce que l'objet de satisfaction ne vienne pas trop vite écraser la demande d'amour. Mais cette petite histoire a en plus une vertu bien à elle : elle ne se réduit pas à mettre en scène un mauvais vouloir de l'autre, mère gaveuse ou mère phobique, lequel mauvais vouloir nous ramènerait à toute vapeur à la dialectique de la demande telle que Lacan l'a si fortement articulée. Dans notre historiette, A est fichu : de quelque façon qu'il s'y prenne, il ne sera pas à la hauteur de la demande qui lui est faite, demande qui, à première vue, était bien modeste.

L'artifice de l'affaire tient tout entier dans la position d'intermédiaire où A est coincé. La carte qui répond à la définition : « Soit la carte *x* telle qu'elle possède la propriété de se trouver sur le dessus du paquet » ne tient à la propriété qui la particularise que dans un temps évanescent : à peine s'en absente-t-elle qu'elle ne correspond plus à sa définition. Une autre prend aussitôt sa place. Pour peu qu'elle soit prise dans ce genre de demande, la « carte-du-dessus » est donc le nom d'une variable *qui ne parvient pas à révéler sa valeur,* alors même qu'il n'est pas douteux qu'elle en a une.

C'est ici que j'aimerais soumettre une hypothèse dont j'avoue tout de suite ne pas bien voir ce qui pourrait venir la confirmer, ni du coup l'infirmer – encore qu'il soit classiquement plus facile d'infirmer (un seul fait entièrement négatif y suffit) que de confirmer (une pléiade de faits positifs n'entraîne qu'une forte vraisemblance). Quine a donc amené sur un plateau l'équivalence formelle entre *variable* et *pronom* ; or il me semble que dans l'acquisition progressive du langage et de l'appareil symbolique qui en forme l'armature, c'est approximativement dans le même temps que s'acquièrent le pronom des pronoms, celui qui ordonne tout ce que les sémioticiens et linguistiques nomment la deixis : *je*, et la notion de variable, d'objet variable, de « n'importe quoi tel que… ».

Le seul fait que je peux apporter pour l'instant est négatif et grossier : il existe des enfants qui rencontrent les plus grandes difficultés à proférer le son « je » et à se reconnaître sous ce vocable utilisé par tous et chacun, et il semble bien souvent qu'ils rencontrent également beaucoup de difficultés à appréhender ce que pourrait être « quelque chose » qui ne soit pas immédiatement « telle chose » ou « telle autre chose ». Or nous savons par ailleurs que, même si le moi est acquis, en général, dès les premiers mots prononcés, le « je » met bien, en moyenne, une bonne année à s'installer. Ce qui se comprend parfaitement puisque ce « je » suppose une maîtrise, même approximative, de l'appareil de conjugaison, donc une vague reconnaissance temporelle de l'avant et du maintenant dont on sait, depuis les travaux de Piaget, qu'elle est une longue conquête de l'enfant qui, encore à sept ou huit ans, a beaucoup de mal à percevoir correctement la valeur d'unités de temps comme la semaine, le mois ou l'année.

Quelles que soient cependant les bonnes raisons pédagogiques qui rendent compte de ce retard dans l'emploi du « je » par rapport à l'emploi du « moi », il reste d'autres différences qui jouent dans ce distinguo temporel. « Moi » marche très bien avec le principe d'identité : « moi, c'est moi ». Même si chacun dit, à son tour, « moi », il n'est pas douteux que celui qui dit « moi » se ressent alors identique à ce « moi »-là, la preuve étant dans ce domaine que le « toi » est quasi contemporain, dans son emploi, du « moi ». Le couple « moi/toi » est un couple d'identitaires : moi, c'est moi, et toi t'es toi.

On remarquera alors que si l'enfant pratique si rapidement ce couple moi/toi, il lui faut à peu près autant de temps pour s'emparer du « je » et pour utiliser la troisième personne, même hors conjugaison, comme ce peut être le cas avec « lui ». D'où l'idée générale : *la conquête de la troisième personne, de la notion de variable, et celle du « je » sont, non seulement grosso modo contemporaines, mais articulées.* À défaut de « preuves », il est possible d'essayer de donner corps à cette idée, puisque les approches antérieures ont ici même apporté quelque matériel pour ce genre de rapprochement.

Nul, je pense, ne mettra en doute le fait que l'acquisition de l'appareillage symbolique s'effectue *au moyen de* l'acquisition du langage, ce « au moyen de » visant clairement le fait de la valeur instrumentale de ce langage, mais avec cette réserve bien connue de tout bricoleur : pour maîtriser un outil, il faut d'abord s'en faire le serviteur – et ce peut être assez complexe quand il s'agit par exemple de nos modernes outils d'informatique. Dans l'apprentissage du langage, il est donc permis de faire l'hypothèse générale selon laquelle cet apprentissage est ordonné selon certains seuils, parmi lesquels prendrait place celui où l'outil n'est plus seulement en prise directe sur le monde, mais se révèle faire lui-même partie de ce monde, au point de déterminer en grande partie la posture de celui qui veut l'employer.

Cette évolution est du même ordre que celle que nous avons vue à l'œuvre dans l'histoire du papier-monnaie ou du point de fuite perspectif. Soit d'abord l'exemple du papier-monnaie, car il a des chances d'être le plus explicite : dans un premier temps, il s'agit d'une économie de troc. Chaque objet est identique à lui-même et vaut ce que vaut sa valeur d'usage. Certes, on compare les valeurs d'usage et il y a donc, de quelque façon, des valeurs d'échange. Mais il n'y a rien pour les fixer, pour les symboliser. Pour des raisons historiquement déterminées, une marchandise prend alors lentement le dessus : coquillages, chèvres, or, parures diverses… Un élément de ce monde (élément aisément partitionnable, c'est décisif pour son emploi) se met à valoir pour… n'importe quoi. On n'a pas pour autant atteint le niveau de la variable pleinement maîtrisée comme telle car le rapport de l'individu avec la quantité d'équivalent général qu'il possède est strictement physique. Il faut attendre l'arrivée du papier-monnaie pour assister à l'inscription du porteur dans l'ordre symbolique des richesses. À ce moment, non seulement l'équivalent général peut s'échanger avec n'importe quoi, mais il porte sur lui la marque du sujet anonyme lié au « n'importe quoi ».

Lorsqu'est accomplie cette mise en relation du porteur anonyme et du « n'importe quoi » dans le monde de la marchandise, alors la notion de variable est pleinement en jeu au sens où l'indétermination de l'objet dont elle incarne la valeur n'a de sens que pour un sujet situé par rapport à elle.

Ce nouveau sujet, qui n'existe que du fait de son inscription dans l'ordre symbolique, doit surgir au moment où ce système symbolique n'est plus naïvement perçu comme un outil direct et transparent, mais se met à présenter des particularités dans son emploi qui attirent soudain l'attention. Cela a été vrai historiquement, et je fais l'hypothèse que c'est aussi vrai individuellement : dans le monde de la perception – externe ou interne – il n'y a jamais « n'importe quoi ». Il y a certains agglomérats perceptifs, ou pas. Il faut au contraire s'aventurer, savamment ou en toute innocence, vers ce que pourrait bien être la nature du signe pour avoir la moindre idée d'une variable « comme telle », l'idée que, dans un ensemble donné, on puisse choisir « n'importe quel élément », et que donc le signe existe indépendamment de la chose, qu'il n'est pas tout entier résorbé dans la problématique de la représentation.

C'est ce point-là qu'à mon avis Lacan visait répétitivement lorsqu'à plusieurs reprises au long de ses séminaires, il mentionne ce moment décisif où l'enfant soutient que le chat fait « oua-oua » et le chien « miaou-miaou ». C'est en effet au niveau même du fonctionnement de la métaphore que le signe a quelque chance de dévoiler sa double nature : d'une part, massivement lié à la représentation. Mais aussi bien, quoique de manière apparemment plus furtive : jouissant d'une autonomie qui, dès lors qu'elle est entraperçue, désigne l'existence d'un sujet inouï, d'un sujet dont l'ordre antérieur se passait tranquillement. L'objet *a* inscrit cette valeur de la variable *comme telle* dans notre repérage du sujet.

La résolution de la métaphore

Cette appréciation de la notion de *variable* doit maintenant aider à jeter quelque lumière sur un point clef de l'enseignement de Lacan, un point si bien connu qu'il prend aisément des allures de pont-aux-ânes : la métaphore paternelle. On ne compte plus les travaux lacaniens qui la mettent en œuvre comme un donné fondamental, quelque chose que tout un chacun aurait si bien intégré qu'il serait superflu et malséant de s'y attarder. Or je pense qu'on peut – et donc qu'on doit – en éclairer le fonctionnement, ne serait-ce que pour donner raison du maintien de la pertinence de cette métaphore au regard de la suite de l'enseignement de Lacan. Bien des choses de cette époque – la « parole pleine », le voilement/dévoilement heideggérien de la vérité, l'intersubjectivité, etc. – n'ont pas tenu le choc du tournant des années 1960 et de l'invention de l'objet *a*. La métaphore paternelle, au contraire, fait aisément l'effet d'une pièce que n'aurait en rien altérée cette invention. Or, si tel est bien le cas, on se doit de fournir au moins quelques raisons d'une telle longévité dans sa pertinence, à tout le moins de sa façon de « recevoir » l'objet *a*.

Pour ce qui est des précisions chronologiques, l'écriture de la métaphore paternelle est parfaitement datée : Lacan écrit le quatrième chapitre de son article « D'une question préliminaire à tout traitement possible de la psychose » entre décembre

1957 et janvier 1958, dans le temps même où il introduit dans son enseignement, lors de ses séminaires des 15 et 22 janvier 1958, cette métaphore paternelle qu'il est par ailleurs en train d'écrire pour la première fois dans son article sur la psychose. Cette contemporanéité du texte des *Écrits* et des deux séminaires est comme d'habitude instructive, et permet de déployer le texte très allusif des *Écrits*. Ces deux textes forment avec *La métaphore du sujet* (la réponse à Pérelman) un triptyque suffisant pour étudier de près le fonctionnement de la métaphore paternelle proprement dite. C'est du moins ce à quoi je me suis employé dans l'article publié dans *L'Unebévue* n° 1 sous le titre « Hiatus. Le meurtre de la métaphore ».

Le désir « d'autre chose »

Bien des choses seraient à relever dans ces deux séminaires, à commencer par l'accent de révélation que Lacan prend soin d'afficher. Il ne l'a pas encore dit, cela va surprendre, etc., etc. mais il faut enfin qu'on le sache : le père est une métaphore (et non un simple signifiant : « Le père est un signifiant substitué à un autre signifiant »). Il est vrai qu'il part du terrain œdipien, et que la partie qu'il joue n'est pas facile puisqu'il est presque en permanence accroché aux personnages parentaux.

Si Lacan n'avait eu alors à sa disposition que l'écriture de la métaphore qu'il proposait dans son texte écrit un an avant (entre le 14 et le 26 mai 1957), « L'instance de la lettre dans l'inconscient », il aurait été bien en peine pour dire ce qu'il va dire ce 15 janvier 1958. Par contre, avec l'analogie à trois termes (A est à B comme B est à *x*) qu'il retrouvera dans sa critique de Pérelman, il parvient à faire apparaître la plupart des propriétés qui l'intéressent alors. C'est là un bon exemple du caractère heuristique de certaines écritures, et à l'inverse du caractère d'impasse pour la pensée elle-même présentée par d'autres. Il n'y avait pas grand-chose à attendre de la métaphore écrite comme :

$$f\left(\frac{S'}{S}\right)S \cong S(+)s$$

et beaucoup plus à attendre de :

$$\frac{S}{S'} \cdot \frac{S'}{x} \rightarrow S\left(\frac{I}{s}\right)$$

La version que je possède de ces séminaires ne me permet pas de savoir si Lacan développait à ce moment-là au tableau la présentation de la métaphore selon l'analogie à trois termes ; mais puisque c'est bien celle qu'il utilise alors dans la rédaction de son article, je pars de l'idée que c'est bien le cas. Cela expliquerait des phrases comme :

> C'est pour autant que le père vient [...] à la place de la mère : S à la place de S', qui est la mère en tant que déjà liée à quelque chose qui était *x*, c'est-à-dire quelque chose qui était le signifié dans le rapport de l'enfant à la mère.

Lorsque la mère va et vient, Lacan poursuit :

> La question est : où est le signifié ? Qu'est-ce qu'elle veut, celle-là, je voudrais bien que ce soit moi qu'elle veuille, mais il est bien clair qu'il n'y a pas que moi qu'elle veut, il y a autre chose qui la travaille. Ce qui la travaille, c'est le *x*, c'est le signifié.

J'aurai beau jeu à faire valoir ici que ce n'est pas moi qui ai introduit la notion de variable. Cet « x », c'est Lacan qui le dit, et même : au bon endroit, en plein cœur de la métaphore paternelle considérée par lui comme pivot de tout l'ordre symbolique. Mais parler immédiatement de variable à propos de ce « x », ce serait aller plus vite que la musique, et rater ce qu'il veut faire entendre avec son commentaire sur « le désir d'autre chose ».

> Comme il est étonnant, s'exclame-t-il d'abord, que depuis que le monde est monde aucun des gens qui s'intitulent philosophes n'ait jamais songé à produire au moins dans la période classique [...] cette dimension essentielle qui est celle dont je vous ai parlé sous le nom de ce qu'on peut appeler : *autre chose* [...] non pas, peut-être, comme vous le ressentez pour l'instant, le désir d'aller manger une saucisse plutôt que de m'écouter, mais en tout état de cause et de quoi qu'il s'agisse, le désir *d'autre chose comme tel.*

Je peux souhaiter ici que le long commentaire antérieur sur la notion de variable permette de faire l'économie de cette lourde pâte œdipienne, qui abonde tout au long de ces deux séances de séminaire. Il suffira de montrer que « autre chose comme tel », c'est bien ce que la variable ambitionne d'être, mais on ne pourra le montrer qu'en distinguant, justement, ce que Lacan écrit « x », et qui n'est certes pas la variable puisqu'il l'appelle ailleurs « la présence ineffable du sujet » – et ce qui viendra occuper la place laissée vacante par le défaut de cette omniprésence.

En attendant, l'accent doit ici être mis sur le signifié. Dans l'écriture de la métaphore qui nous intéresse, le deuxième membre est bien interprété par Lacan sur le modèle du rapport signifiant/signifié. L'imagerie œdipienne lit cela comme le rapport mère/enfant, cet enfant pris non seulement dans le besoin, mais tout autant dans le symbole. Ce qui se donne souvent à lire chez Lacan comme la triade imaginaire « mère/enfant/phallus » est ici replié sur une dualité, en raison de l'identification imaginaire prévalente de l'enfant au phallus maternel : quoi que la mère veuille et désire, l'enfant l'est. L'enfant comble en permanence le désir maternel :

> Ce signifié des allées et venues de la mère, c'est le phallus. L'enfant, avec plus ou moins d'astuce, plus ou moins de chance, peut arriver très tôt à se faire le phallus, une fois qu'il a compris. Mais la voie imaginaire n'est pas la voie normale, c'est d'ailleurs pour cela qu'elle entraîne ce qu'on appelle des fixations[1].

1. J. Lacan. Toutes ces citations viennent donc des deux séances susmentionnées des 15 et 22 janvier 1958.

À ce triangle imaginaire, élaboré dès le commentaire du petit Hans dans *La relation d'objet*, Lacan va adjoindre le triangle symbolique, incarné depuis les mêmes dates par les entités œdipiennes du père, de la mère et de l'enfant[2]. Mais qu'est-ce qui va autoriser de les mettre en rapport, de coupler même ces deux triangles ? Bien que Lacan ne l'annonce pas de cette façon, c'est ce fameux « désir d'autre chose » qui va permettre de passer du couple imaginaire mère-enfant à... *autre chose*, précisément.

Le gros inconvénient de l'œdipe est de prendre un appui forcené sur l'imagination : pour donner ici corps à ce « désir d'autre chose », il faudrait par exemple imaginer que la mère, toute à son enfant bien sûr, ne manquerait pas de rester intéressée par quelque chose, quelqu'un d'autre, son mari par exemple, ou un tenant lieu de son mari, et que l'enfant, un jour de grâce, surprendrait la déchirante vérité : elle en aime un autre[3] ! À lui alors la dure réalité, et la harassante découverte du symbolique et de la castration confondus. Pourquoi pas ? Comme on dit : « Il doit y avoir de ça. » Mais tant de réalisme risque de nous mettre dans la délicate posture de chercher partout la réalisation effective d'un tel schéma, et donc de le plaquer là où il n'a pas de

2. Ce sont ces deux triangles qui se trouvent conjoints dans une autre des grandes écritures de l'article « D'une question préliminaire... », à savoir le schéma R.

3. On se souviendra ici que, dans *Les complexes familiaux*, Lacan faisait précéder le complexe d'Œdipe par le complexe d'intrusion.

raison d'être. Mieux vaudra donc être attentif à cette nuance : *la force narrative d'un récit s'établit le plus souvent au détriment d'une claire perception de sa puissance symbolique.* Sans donc prétendre que le récit œdipien est faux, quelle peut être la vérité structurelle en jeu dans cette métaphore et ce relais du « désir d'autre chose » ?

Le bégaiement central de la métaphore paternelle

Lors du congrès de Strasbourg en 1992, et dans l'article paru dans le numéro 1 de *L'Unebévue*[4], j'ai attiré l'attention sur un détail du fonctionnement de la métaphore, à mes yeux méconnus par la plupart des commentateurs (parmi ceux que je connais !) : l'élision du signifiant S', positionné comme moyen terme entre le S premier et le *x* dernier, pose un problème de lecture que seule la réponse à Pérelman dans *La métaphore du sujet* permet de lever.

La formule rhétorique de la métaphore dit : substitution d'*un* signifiant à *un* autre. On peut donc légitimement croire n'avoir affaire qu'à deux signifiants. Mais l'écriture de l'analogie à trois termes (A est à B comme B est à *x*) dédouble le terme médian, sans qu'on y prenne bien garde au départ. Cependant, dans son texte *La métaphore du sujet,* Lacan va jusqu'à utiliser des indices pour différencier ce qui ne peut être interprété que comme deux occurrences

4. G. Le Gaufey, « Bé-voir », *L'Unebévue* n° 1, Paris, Epel, printemps 1993.

d'un même terme, puisqu'il s'appelle dans les deux cas : S'. Mais il apparaît donc, tantôt en S'_1 en bas à gauche, tantôt en S'_2 en haut à droite. Cette dualité est moins lisible dans le texte « D'une question préliminaire... » où l'on ne voit apparaître que deux fois le même S'. Mais on est bien obligé de remarquer qu'en dépit de cette mêmeté, cette lettre accomplit dans chaque cas un travail bien différent : dans sa première occurrence, en tant que S'_1, c'est un signifié, alors qu'en tant que S'_2, c'est un signifiant. Petit détail, mais dont il vaut la peine de prendre la mesure si l'on veut faire marcher l'algorithme.

C'est ici précisément que la notion de variable peut venir apporter quelque secours, cette notion de variable que j'insiste à présenter comme une conquête décisive dans l'acquisition de la langue, mais, plus encore, de la puissance propre aux systèmes symboliques. Lacan lui-même faisait remarquer que le problème créé par ce qu'il appelle alors « les allées et venues de la mère », c'est le signifié. Qu'est-ce qu'elle veut, qu'est-ce que tout ça veut dire[5] ? Il y a du signifié vis-à-vis duquel – et c'est là la nouveauté dans le cours du récit œdipien – l'enfant ne se précipite pas à s'identifier.

On sait, du moins à suivre Lacan sur ce point, que c'est ce que l'enfant fait depuis qu'il a compris la

5. C'est la grande question de départ à propos du symptôme : une fois amorcé le « mais qu'est-ce que ça veut dire ? », une fois posé qu'il existe un signifié énigmatique à ce signifiant-là, alors l'enquête commence, il y a de « l'autre chose » dans l'air.

combine : il s'identifie, il s'offre comme réponse à tout ce qui viendrait de la mère sur le mode interrogatif. À la question : « Mais qu'est-ce qu'elle veut ? », la réponse obligée serait alors : « C'est Moi ». Qu'est-ce qui peut venir troubler un aussi sûr arrimage ? « Comment concevoir, se demande Lacan, que puisse être lu ce que le sujet désire d'autre ? » Il répond avec prudence, en une longue circonlocution :

> Assurément, c'est à la fois difficilement pensable et trop difficilement effectué car c'est bien là tout le drame de ce qui arrive à ce certain niveau d'aiguillage du niveau primitif et qui s'appelle les « perversions ». C'est difficilement effectué en ce sens que c'est effectué d'une façon fautive, mais c'est effectué tout de même, c'est effectué certainement pas sans l'intervention d'un peu plus que la symbolisation ne suffit à le constituer ; la symbolisation primordiale de cette mère qui « va et vient », qu'on appelle quand elle n'est pas là et que, comme telle, quand elle est là, on repousse pour pouvoir la rappeler ; il faut qu'il y ait quelque chose de plus.
>
> Ce quelque chose de plus, c'est précisément l'existence derrière elle de tout cet ordre symbolique dont elle dépend et qui, comme il est toujours plus ou moins là, permet ce certain accès à cet objet – son désir – qui est déjà un objet tellement spécialisé, tellement marqué de la nécessité instaurée dans le système symbolique, qu'il est absolument impensable autrement dans sa prévalence et qui s'appelle *le phallus*.

Une fois précisé que les perversions marquent une certaine forme d'échec en ce point, que donc dans ce cas « Moi » reste la réponse première à toute interrogation sur l'objet du désir de la mère, Lacan se dépêche de nommer phallus ce « point sommet du ternaire imaginaire » comme il l'appelle tout de suite après, ce qui lui permet d'aboutir à la pointe de la question qui va offrir à la métaphore encore à venir toute sa pertinence : si le père symbolique est lui-même la pointe du ternaire symbolique,

> comment se fait-il qu'il y ait entre les deux (donc : père symbolique et phallus imaginaire) cette liaison, et comment se fait-il que je puisse vous avancer déjà que cette liaison est d'ordre métaphorique ?

Si l'on veut échapper un tant soit peu au scénario œdipien, à la distraction de la mère, ou à je ne sais quel coup d'œil de la mère vers un phallus marital et paternel, il faut se tourner vers le montage signifiant de la métaphore, et renoncer à l'idée que le joint entre père symbolique et phallus se ferait sur le modèle du nom et de l'adjectif, du sujet et du prédicat. Ce n'est pas parce que le personnage paternel est en général affublé d'un organe mâle qu'il sert à localiser symboliquement le phallus imaginaire. Ça aide, c'est sûr, mais ce n'est pas là le ressort de l'opération, ou sinon on ne comprendrait plus en quoi le langage serait impliqué dans l'opération. Ici la pâte œdipienne englue très rapidement, car on sait toujours trop vite ce que *veulent dire* les mots « père » et « mère ».

L'opération commence lorsqu'un signifié se pointe auquel le moi ne parvient pas si vite à s'identifier – ce que Lacan semble presque exclure par principe dans la perversion ou, en dernière instance, si la question en vient à se poser sur le signifié du désir de l'autre, « moi » sera toujours là, par l'un quelconque de ses attributs, pour lever l'interrogation. Par contre, dans la situation de production de la métaphore paternelle, il y aurait du signifié qui insisterait, que l'identification imaginaire ne parviendrait pas à résoudre, dont elle ne parviendrait pas à donner la valeur. C'est ce temps que je dis être celui de la variable : un signifiant représente quelque chose, seulement voilà : je n'arrive pas à savoir quoi et surtout, « moi » ne se précipite pas à combler le trou ouvert par cette butée.

Pour le dire moins grossièrement (car ce n'est pas une affaire de « représentation »), disons qu'il y a mise en jeu d'un signifié, mais que le référent de ce signifié manque à l'appel. Ce n'est pas ici la seule logique de la métaphore paternelle qui est à l'œuvre, mais aussi bien le fait que la non-réponse de l'analyste *provoque* le transfert, provoque le remplissage d'un signifié dont il n'est pas supporté qu'il reste sans valeur. J'invoquais la roulette : le temps du transfert se situe juste entre le fameux « Les jeux sont faits » et l'arrivée de la boule dans sa petite case ; c'est le temps où la mise est déjà perdue, précisément parce que, comme la relique, elle touche déjà à « autre chose », le *jackpot*.

C'est ici que prend place cette réflexion antérieure selon laquelle, dans le fonctionnement même de la métaphore, il faut qu'il y ait identification de deux occurrences d'un même signifiant, une fois en posture de signifiant, une autre fois en posture de signifié. Cet apparent mystère saussurien – comment un signifiant saussurien pourrait-il jamais être un signifié ? – n'est pas si obscur dans l'enseignement de Lacan : c'est le temps de l'énigme, autrement dit de l'apparition d'un *signe* qui ne représente pas si vite *quelque chose*, de sorte qu'il n'y a pas d'écart entre sa face signifiante et sa face signifiée.

Ce temps du surgissement d'un signifiant *comme tel* – ce S à droite de la formule, précédé de $\frac{1}{s}$ –, d'un signifiant qui ne parvient pas à faire signe, c'est là que je trouve l'amorce de ce qui va devenir la variable. De même qu'il est permis d'imaginer des temps lointains où il n'y aurait eu qu'une économie de troc, de même peut-on imaginer ce temps de balbutiement où toute profération signifiante trouverait sans problème sa valeur. Et, de fait, les enfants en âge de balbutier ne sont pas systématiquement perplexes face aux paroles, aussi bien celles qu'ils prononcent que celles qu'ils entendent. L'interrogation et la surprise viendront, peut-être, plus tard.

Elles viendront quand, dans le fonctionnement même de la parole, en sus et en travers des affaires de papa/maman, l'enfant va avoir affaire à des bouclages de signification qui ne s'effectuent pas, et à quoi il ne peut plus parer moïquement. Il y a déjà longtemps que je n'arrive plus à trouver dans le texte freudien un passage que je sais y être (ne serait-ce pas dans la *Traumdeutung* ?), où Freud décrit le moi comme ce type très particulier de clown qu'on appelle un « Auguste ». Tout poudré de blanc, revêtu d'habits scintillants, ce dernier effectue de-ci de-là quelques petits numéros (le plus souvent d'une habileté douteuse), mais il y a une chose qu'il ne rate jamais : dès que le public manifeste son contentement (ou aussi bien son mécontentement) à propos de tout et de n'importe quoi, voire de n'importe quel autre numéro, il s'empresse de saluer. Il prend tout pour une marque d'intérêt qui lui serait porté, d'où un comique certain devant tant d'infatuation. Le plaisir des enfants – je veux dire de nous tous, de ce point de vue-là – devant ce genre de clown ne tiendrait-il pas à ces temps anciens, que l'on aime à croire bienheureux, où chacun de nous *était* la réponse à tout ? On peut toujours rêver…

Tant que le moi n'est pas dessaisi, il n'y a pas de variable : n'importe quoi a toujours une valeur fixe, à défaut : le moi. Si moi = phallus, on ne voit guère de place pour la moindre indétermination de… quoi que ce soit, précisément.

Le public de la métaphore

Sans plus éclairer pour l'instant le mystère qui ferait sortir d'un ordre aussi stable apparemment que l'ordre imaginaire, il est bon de s'attarder sur un des à-côtés de l'écriture de la métaphore en général, et de la métaphore paternelle en particulier : puisqu'il y a deux occurrences d'un même terme, pour que n'importe quelle métaphore marche, il faut quelqu'un qui identifie ces deux occurrences, les tient pour « les mêmes ». Ceci permet de définir – assez abstraitement dans un premier temps, mais des études de détail pourraient peut-être en montrer la pertinence – ce qu'on peut appeler le « public » d'une métaphore : l'ensemble de ceux qui sont prêts à tenir pour identiques les deux occurrences, étant entendu qu'un tel ensemble peut ne comprendre qu'un seul membre.

Cela permet de poser un peu autrement l'infernale question des « limites » de la métaphore. Il me paraît acquis que toute tentative de définir de telles limites est d'avance vouée à l'échec puisque la métaphore, par définition, peut nouer n'importe quel signifiant à n'importe quel autre. Il est vain de vouloir réduire ce principe. Par contre, n'importe qui peut dire, face à une métaphore, que « ça ne marche pas pour lui ». De ce point de vue, la définition du mot d'esprit par Freud est, non seulement humoristique, mais rigoureuse : « Est mot d'esprit ce que je considère comme tel. » De même, est métaphore ce qui est admis comme tel par un sujet ; il est des métaphores strictement singulières – c'est toute la

« poétique » du fantasme individuel ; il en est d'autres qui semblent convenir à presque toute l'humanité, et dans lesquelles Jung croyait trouver les racines extrêmes de l'inconscient.

La métaphore paternelle est matricielle en ce sens qu'elle fabrique un membre de ce public général. Le cri intime de chacune de ses effectuations doit être : « Bienvenue au club ! » – au club de toutes celles et ceux qui, pour avoir surpris un jour le ravissement qu'il y a à voir qu'un signifiant peut toujours en cacher un autre, ne cesse depuis lors de réitérer cette affaire.

L'écart temporel important entre la profération du moi et la profération du je chez l'enfant ne se réduit pas à l'acquisition de la conjugaison et d'une ébauche de l'appareil conceptuel temporel. Il présuppose l'entrée au club, à savoir ce dessaisissement du moi qui, à la fois supporte le suspens du bouclage de la signification, et du coup évente cet aspect du système symbolique d'être lui-même sans commencement ni fin.

Le fait clinique susceptible d'indiquer un tel moment, c'est surtout l'explosion du « Pourquoi ? » chez l'enfant, la découverte que n'importe quelle réponse peut n'être tenue que pour une réponse, et par là même questionnée à son tour, indéfiniment. Cette « indéfinition » du signifiant, sa capacité à entrer sans cesse dans de nouvelles liaisons, paraît bien être l'amorce de ce qui va bientôt jouer alors comme, le pronom d'abord, la variable proprement dite ensuite.

Reste, pour finir, l'accrochage mystérieux, ce qui fait que le « x » de la métaphore paternelle (qui n'est donc pas exactement ce que depuis le début j'appelle la variable) va s'accoupler, au terme d'un parcours en chicane, à un « autre » signifiant. Pas d'altérité sans l'élision métaphorique puisqu'il n'est « autre », ce signifiant, que de venir à la place de celui qui a chu dans l'opération.

CONCLUSION : LE « DÉSIR DE LA MÈRE », UNE VARIABLE

La variable, de par le pur jeu de places en jeu dans toute l'affaire, aura donc été ce qui, dans l'écriture de la métaphore paternelle, s'appelle « désir de la mère ». Cet élément – de quoi qu'il soit fait – est ce qui se splite, se divise, étale une face signifiante et une face signifiée (obscure puisque dans l'attente de son référent), sert par là même à désigner « autre chose comme tel », puis s'éclipse à la fin de l'opération.

Le résultat de cette opération n'est autre que la mise sur orbite du « je », de celui que j'appelais « le pronom des pronoms », celui à partir duquel toute la deixis s'ordonne. Or l'élision de ce signifiant dit en l'occurrence « maternel » ne pourra avoir lieu que s'il prend, d'une façon ou d'une autre, un statut de variable telle que nous l'avons presque définie : un signifiant possédant naturellement un signifié (en mathématiques ou en logique, une variable parcourt *toujours* un champ ou un ensemble déterminé au préalable), mais ce signifié ne rejoint pas si vite le référent qui le déterminerait *singulièrement*. C'est ce suspens dans l'individuation qu'il s'agit d'approcher pour finir : si l'on parvient un tant soit peu à dire ce qu'il doit à la machine symbolique, on aura retrouvé l'essentiel de ce que je cherche à soutenir à propos de l'objet *a*.

L'*ab*-jet

J'ai emprunté aux cours des chapitres précédents trop de chemins différents pour ne pas chercher à donner à cette conclusion un axe unique autour duquel pourront prendre place la plupart des valeurs attachées à cet objet, valeurs qu'il m'a fallu dénicher dans d'autres champs, d'autres savoirs, d'autres pratiques. Et la meilleure idée d'un tel axe, c'est de faire d'abord entendre, dans l'expression même d'objet *a*, un sens que Lacan n'a que rarement mis en valeur (bien que la plupart des déterminations de l'objet *a* y concourent), à savoir le sens du « a- » privatif grec[1]. L'a-objet était impossible à forger dans notre langue, à cause de ce qu'on appelle un hiatus (suite de deux voyelles) ; l'*abjet*, trop proche d'abject, eût sonné curieusement (mais Ponge avait bien fait l'« objeu »). Lacan aura fait « l'objet *a* », l'objet qui se retranche du monde des objets, comme de même l'a-normal s'appuie sur le mot de « norme » pour s'en exclure, pareil à l'a-phasie, l'a-rythmie, etc. Cet *a* initial est parfois bien ambigu, puisqu'il est double : tantôt signifiant clairement la privation *(a-vitaminose)*, tantôt au contraire, venu de *ad*, il désigne la direction, le fait de s'introduire : *s'avilir*,

1. On pourrait tout de même aligner ici quelques citations. Je me contenterai d'une : « [...] ce qui est aussi bien l'équivalent de ceci, que l'objet *a* peut être dit, *comme son nom l'indique*, *a*-sexué » (Jacques Lacan, *Encore*, Paris, Le Seuil, 1975, p. 115. Souligné par moi).

se rendre vil ; *être aviné*, être imbibé de vin. Le *Petit Robert* ne peut faire moins que d'appeler l'un « a1 » et l'autre « a2 ».

Une petite indication borroméenne, pour soutenir d'entrée de jeu l'idée du a- privatif : au début des années 1970 – et jusqu'à la conférence prononcée lors du congrès de Rome (« La troisième ») où il inscrit alors un grand nombre de ses propres termes sur le nœud – Lacan précise que cet objet *a* n'est pris dans aucune des consistances du nœud. Il n'est donc ni imaginaire, ni symbolique, ni réel ; il est, à proprement parler, *ectopique*, et cette propriété fait de lui l'agent même du nouage.

L'OBJET D'AUCUNE CONSISTANCE

Son exclusion de chacune des consistances est à soi seul une indication précieuse, mais dont on va voir qu'elle corrobore ce qui a été avancé en prenant des chemins détournés.

Il n'est pas imaginaire

C'est la donnée peut-être la plus décisive – en tout cas la plus claire –, vu la définition fort stricte de l'imaginaire chez Lacan. Le fait que cet objet ait dû se détacher du petit autre lui aura fait perdre deux des propriétés quasiment définitionnelles de ce petit autre : l'unité « unienne » et la spécularité, propriétés pleinement articulées l'une à l'autre. Ces seules déterminations négatives suffisent à exclure toute confusion entre des objets « mondains » quelconques (éventuellement : sein, fèces, etc.) et l'objet *a*. La clinique la plus attentive ne nous donnera pas une monstration de tel ou tel objet *a*.

C'est (entre autres) pour respecter cette sévère restriction que j'aurai presque fait impasse sur une étude de l'objet transitionnel de Winnicott. Aussi riche soit-il cliniquement, sa réalité mondaine me paraît propre à nous induire en erreur sur la nature – et surtout la fonction – de l'objet *a* chez Lacan. Ce dernier a certes lui-même fait le rapprochement entre son objet et l'objet transitionnel de Winnicott, cet entre-deux de l'auto-érotisme et de l'objet (pour employer ici des termes de Freud), qui est bien à situer à l'endroit même où la symbolisation va trouver à s'effectuer – et l'objet *a n'est* pas loin de ce centre actif.

Parmi les nombreuses et passionnantes remarques de Winnicott, je relèverai cependant celle sur la valeur « symbolique » de l'objet transitionnel (en mettant bien sûr « symbolique » entre guillemets, puisqu'il s'agit chez lui, comme chez la plupart des auteurs freudiens, d'un emploi du mot symbolique qui désigne une valeur qui, chez Lacan, sera dite imaginaire : à savoir ce que le symbole « représente[2] »). Mais Winnicott ne peut s'empêcher de

2. Pour ce qui est de la nature du symbole, Winnicott est massivement – sans stratégie aucune de sa part – du côté de Jones et de Freud, tels du moins que je les ai présentés dans « Symbole, symbole et symbole », *L'Unebévue* n° 4, Paris, Epel, 1993, p. 7-22.

mettre un sérieux bémol sur le fonctionnement « symbolique » de son objet transitionnel :

> Il est exact que le coin de couverture (ou tout autre chose de cet ordre) est le symbole d'un objet partiel tel que le sein maternel. Néanmoins, l'intérêt ne réside pas tant dans la valeur symbolique que dans sa valeur actuelle. Le fait que ce n'est pas le sein (ou la mère) est tout aussi important que le fait qu'il représente le sein (ou la mère[3]).

La dernière phrase nous ira bien sûr comme un gant puisqu'il suffit de réécrire « sein » en « saint » pour y trouver une expression de la vérité de la relique : son importance tient autant au fait qu'elle n'est pas le saint ou le martyr (elle n'est qu'une partie absolument quelconque de sa dépouille), moyennant quoi elle est présente, disponible et surtout *localisée,* tandis que ce qu'elle représente (la communion des saints, la béatitude, etc.) n'est qu'une des faces de ce qui constitue sa valeur. Comme l'objet transitionnel, la relique doit essentiellement son pouvoir à sa nature métonymique, qui prend clairement le pas sur sa valeur métaphorique, même si cette dernière n'est pas totalement absente, évidemment.

La difficulté de l'approche du *a* par le biais imaginaire est là : dans l'impossibilité d'écarter – que ce soit avec la relique ou l'objet transitionnel – toute valeur métaphorique de *représentation* des objets mondains, qu'ils sont par ailleurs à l'évidence.

---

3. D. W. Winnicott, *De la pédiatrie à la psychanalyse,* Paris, Payot, 1989, p. 175.

Lorsque Winnicott fait à juste titre valoir que l'objet transitionnel est à concevoir comme *the first not-me possession*[4], il désigne ce faisant le lieu même du paradoxe qu'il s'efforce de saisir par un biais encore largement imaginaire : quelque chose qui serait à la fois une possession, mais une possession « pas-à-moi » – sans qu'elle soit pour autant à quiconque d'autre[5].

Comment bloquer cette valeur de renvoi métaphorique de façon à concevoir un objet *rigoureusement métonymique* ? C'est à partir de cette question que nous pouvons aborder une autre face de la difficulté, celle qui consisterait à réduire l'objet *a* à un élément symbolique, à un signifiant puisque là, à ce niveau-là, nous pourrions entretenir l'espoir de trouver quelque chose où la pure métonymie triompherait. Mais cette voie est bloquée en raison d'une deuxième exclusion.

Il n'est pas symbolique

Toute réduction de l'objet *a* à un signifiant échouera du fait du caractère hautement *partiel* de cet objet. Tout signifiant est *un*. Ceci n'est pas un constat empirique, c'est un axiome constitutif de ce qu'est le symbolique selon Lacan. C'est là la différence décisive d'avec Derrida pour qui l'unité de la

4. D. W. Winnicott, *De la pédiatrie à la psychanalyse*, *op. cit.*, p. 170.

5. La notion de « fisc », que je n'ai que brièvement mentionnée antérieurement en référence au livre de E. Kantorowicz, indique bien ici que ce qui n'est ni à moi ni à toi ni à lui appartient au fisc qui, lui, n'appartient à personne, mais seulement à tous.

trace s'érode, s'estompe, se corrompt et peut finir par se perdre, de sorte qu'on n'est jamais sûr « qu'une lettre arrive toujours à destination ». L'archive est chez lui toujours menacée par les rats – et, empiriquement, on ne peut guère lui donner tort.

Mais le signifiant lacanien n'est pas la trace, et de même que chez Freud le refoulé est indestructible et qu'il ne peut y avoir de refoulement sans retour du refoulé, de même chez Lacan le signifiant est en lui-même indestructible au sens où, pour lui, contrairement à Derrida, « une lettre arrive toujours à destination ». Ce n'est encore une fois pas un constat sur la *nature* du signifiant, mais une exigence axiomatique sans laquelle il n'y aurait plus de pratique analytique possible.

L'objet *a* n'est donc pas de cette veine. Si aucun miroir ne l'attrape, aucun signifiant ne l'incarne, ce qui n'est pas toujours facile à réaliser quand on le voit sempiternellement chiffré par une lettre. Le 9 janvier 1973, décrivant une opération sur les quatre discours, Lacan parlait « de *a*, que j'appelle objet, mais qui n'est quand même rien qu'une lettre. En quoi une lettre, poursuivait-il, peut-elle servir à désigner un lieu ? Il est clair qu'il y a là quelque chose d'abusif[6] ».

Ce lieu, que la lettre « *a* » servirait à désigner, peut presque être défini comme l'entre-deux signifiants, place que l'on sait être depuis toujours (c'est-à-dire depuis le jour de la définition de cette entité, à savoir décembre 1962) celle du sujet « représenté

---

6. J. Lacan, *Encore*, *op. cit.*, p. 30.

par un signifiant pour un autre signifiant ». Ce sujet, même si on prend la précaution de ne lui accorder que très peu d'être, au moins doit-on lui offrir un lieu d'inscription, et ce lieu ne saurait être que celui qui, plus ou moins métaphoriquement, sera dit « entre-deux » signifiants. Cette identité dans la localisation soutient chez Lacan des énoncés comme :

> [...] la réciprocité entre le sujet et l'objet *a* est totale. Pour tout être parlant, la cause de son désir est strictement, quant à la structure, équivalente, si je puis dire, à sa pliure, c'est-à-dire à ce que j'ai appelé sa division de sujet[7].

Cette équivalence a toujours soutenu chez Lacan la permanence de son écriture du fantasme ($\$ \lozenge a$) écriture donnée *antérieurement* à la fabrication de l'objet *a*, et qui pourtant s'est maintenue sans grande modification jusqu'à la fin de son enseignement.

Il n'est pas réel

Ça, c'est un peu plus compliqué pour la bonne raison que le repérage du réel *comme tel* n'est pas aussi direct que celui de l'imaginaire ou du symbolique. Ces derniers sont en effet passibles de définition positive, alors que le réel lui-même est visé, ne serait-ce que conceptuellement, comme Dieu dans les théologies négatives : par une série de négations[8]. Soutenir que l'objet *a* n'est pas réel nous introduirait

---

7. J. Lacan, *Encore, op. cit.*, p. 114.

8. Exception apparente : « Le réel est ce qui revient toujours à la même place. » Mais cette « mêmeté » est strictement symbolique ; ici pas plus qu'ailleurs il n'y a de définition du réel *per se*.

vite dans un vertige de négations, où quelque énoncé de Lacan pourrait vite apparaître épineux : si – par exemple ! – « ce qu'il y a de réel dans le nœud, c'est le nouage », et si l'objet *a* est ce qui effectue ce nouage, est-il toujours aussi certain que cet objet n'est pas réel ? Dur dur !

En dépit de ces difficultés, et pour ne pas se perdre sans profit dans leurs entrelacs, on s'en tiendra au caractère ectopique de *a*, à l'impossibilité de le plaquer sur l'une quelconque des consistances du nœud, quitte à se retrouver alors dans l'obligation d'en viser plus positivement la fonction – ce qui est bien l'objectif initial de ce travail.

Un bégaiement décisif : « ... ce n'est pas ça »

Il y a pour cela un repérage précieux dans les séminaires : c'est par une même formule – rhétoriquement sophistiquée – que Lacan a introduit le nœud borroméen et soutenu son objet *a* : *Je te demande de me refuser ce que je t'offre, parce que : ce n'est pas ça.*

C'est le 9 février 1972 qu'a eu lieu la chose, assez discrète ce jour-là : Roman Jakobson, retenu par un dîner entre linguistes, n'est pas présent comme prévu au séminaire, et Lacan semble improviser autour de cette phrase qu'il lance alors comme suit : « JE TE demande de ME refuser ce que JE T'offre parce que : c'est pas ça. » Par ailleurs, sur le ton du badinage, on l'entend dire :

Hier soir, il m'est arrivé, dînant avec une charmante personne qui écoute les cours de Mr. Guilbaut que, comme une bague au doigt, me soit donné à voir quelque chose qui n'est rien de moins que les armoiries des Borromée.

Ajoutées à quelques autres broutilles, ces deux choses-là vont l'occuper pendant les huit ans d'enseignement qui lui restent alors.

Cette phrase n'est certes pas facile à saisir puisqu'il faut tenir en même temps quatre termes, alors qu'en temps normal en tenir deux demande déjà quelque effort. Du reste, ce n'est pas exactement mon souci, car seul m'importe ici la disqualification finale, le « ce n'est pas ça », que Lacan commente immédiatement le 22 octobre 1973 comme suit :

> [...] *ça*, vous savez ce que c'est, c'est l'objet *a*. L'objet *a* n'est aucun être. L'objet *a*, c'est ce que suppose de vide une demande, dont ce n'est qu'à la situer par la métonymie, c'est-à-dire par la pure continuité assurée du commencement à la fin de la phrase, que nous pouvons imaginer ce qu'il peut en être d'un désir qu'aucun être ne supporte[9].

On retombe là sur une distinction qu'on peut dire classique au sujet de Lacan, dans la mesure où elle est de celles qu'il aura réussi à faire passer dans un large public : la différence entre l'objet de la demande, et l'objet cause du désir, différence marquée d'un « ce n'est pas ça » qui disqualifie le premier à l'aune de l'attente du second.

---

9. J. Lacan, *Encore, op. cit.*

Lacan lui-même ne s'est pas arrêté, que je sache, à une propriété fort évidente de ce « ce n'est pas ça », à savoir le bégaiement qui le constitue puisque, à l'élision près, nous trouvons deux fois le même déictique : *ça* n'est pas *ça*. « *Ça* », que tu désirais, croyais désirer, attendais, n'est pas « *ça* » que je te donne, que tu t'en contentes ou pas.

L'insatisfaction hystérique est ici l'indication première, mais l'opération théorique en jeu ici ne saurait se réduire ici à une description de cette donnée clinique. Entre autres parce que les valeurs accordées au déictique sont très souvent l'indice d'un nœud essentiel dans la structure. Je me contenterai à cet endroit de deux rappels : lorsque les Messieurs de Port Royal avancent leur théorie, cruciale dans l'épistémé de l'époque, de la transsubstantiation (l'eucharistie), ils en passent par une interprétation très singulière du « Ceci est mon corps, ceci est mon sang ». Et plus tard, lorsque Russell a en mains sa trouvaille d'écriture qui lui permet d'éliminer les termes singuliers, il propose de considérer que le seul nom propre, c'est *this* ou *that*, à savoir encore une fois le déictique.

Le déictique, c'est ce fragment de la chaîne parlée qui ambitionne de puiser sa signification, non dans le pur renvoi à d'autres fragments de cette même chaîne, mais à une concaténation cruciale entre la chaîne parlée et… ce qui ne serait pas elle (pour ne pas en dire plus pour l'instant sur cette altérité).

Le *hoc* de Port Royal et le *this* de Russell présentent ce point commun – en dépit de toute la disparité que l'on pourrait évidemment trouver en eux : leur *signification* (leur capacité de renvoi dans le bouclage de la chaîne parlée) est la plus pauvre qui soit, mais cette pauvreté fait précisément tout leur intérêt dans la mesure où elle devra être *complétée*, que ce soit par les « idées ajoutées » chez Arnault et Nicole, ou par la classe à laquelle appartient l'individu désigné par ce *this* chez Russell. Mais sans plus nous attarder sur ces précédents historiques, il nous faut maintenant nous tourner exclusivement vers l'opération tentée par Lacan avec son « ça n'est pas ça » qu'il faut tenir comme la formule rhétorique la plus appropriée pour pointer la fonction de l'objet *a*.

Il importe d'abord de la recevoir *en toute rigueur.* À tel endroit, par exemple, Lacan signale qu'il serait erroné de la lire comme l'expression d'une déception (« Ça n'est que ça ! » – en quoi l'insatisfaction hystérique est bien positionnée comme une indication, et rien de plus). Il s'agit donc bien d'opérer, au sein même du déictique, *une partition entre ce qui permet de désigner un objet, et cet objet lui-même.*

C'est ici que nous retrouvons quelques bénéfices de notre détour par la notion de variable, puisque c'est l'essentiel de son travail de pointer un objet sans jamais s'y résorber. À cet endroit, la langue nous joue sans cesse de mauvais tours puisqu'on passe presque toujours trop vite du désignateur au désigné. Il arrive très journellement cette mésaventure que racontait je ne sais plus quel ethnologue : devant apprendre au moins les rudiments de la langue parlée par la peuplade qu'il étudiait, il commença par questionner son informateur en lui désignant de la main une série d'objets, et en demandant à chaque fois que lui soit donné le nom de l'objet en question. Il ne tarda pas à s'apercevoir qu'après un instant de perplexité, son informateur lui retournait à chaque fois le même fragment de chaîne parlée, qu'il finit alors par identifier correctement : c'était le mot pour dire « doigt », ce doigt qu'il pointait régulièrement vers les différents objets. Certaines versions de cette historiette rajoutent qu'alors, pour lever cette équivoque, il se fit une obligation de d'abord se saisir des objets en question – mais leur liste, évidemment, s'en trouva dramatiquement réduite.

Mû par un même souci, Freud, écrivait dans sa conférence sur le transfert :

> Il n'y a pas de doute que l'intelligence du malade a plus de facilité à reconnaître la résistance et à trouver la traduction correspondante du refoulé si nous lui avons donné des représentations d'attente ajustées. Si je vous dis : regardez le ciel, il y a un ballon à voir, alors vous le trouverez en effet beaucoup plus facilement que si je vous invite simplement à lever les yeux et à découvrir quelque chose. De même, l'étudiant qui regarde pour la première fois dans un microscope est averti par son maître de ce qu'il doit voir, sinon il ne voit absolument pas, bien que ce soit là et visible[10].

---

10. S. Freud, *Le transfert, La Transa*, n° 8/9, p. 46.

Le pédagogue est bien quelqu'un qui fait ce qu'il peut pour que « ça » soit bien « ça » : que le désigné s'aligne sur le désignant. Tout au contraire Lacan tente, avec son *petit a*, de mettre en jeu un désignant qu'aucun désigné ne viendra remplir, mais en l'appelant fort justement « objet », il récuse à l'avance qu'on le ramène au pur déictique. L'inadéquation entre « ce qui se présente » (le premier « ça » du « ça n'est pas ça »), et « ce que j'attendais » (le deuxième « ça » de la formule) ne confère aucun avantage au second « ça » (il n'est jamais qu'imaginaire, et nous avons exclu que l'objet *a* soit imaginaire) ; *l'objet* a *est cette inadéquation même*[11].

L'OBJET *a* : SUBSTITUABLE, OU NON SUBSTITUABLE ?

Quelle peut donc être la part de cette inadéquation dans la subjectivation ? L'objet présent, il est bien clair qu'il varie ; l'objet de l'attente, pris comme il l'est dans les réseaux spéculaires et narcissiques, n'est pas sans varier lui aussi. Mais la question mérite d'être posée de savoir si leur inadéquation n'est pas à considérer comme une constante.

Je donnerai d'abord un exemple formel simple d'une telle situation, étant entendu que l'inadéqua-

11. Il est permis de penser que Lacan percevait lui-même clairement cette dimension lors de ses premiers pas vers un objet *a* qui ne serait pas le petit autre, lorsqu'au moment de lancer une « première définition » de cet objet, il déclarait : « L'objet *a* est une coupure » (*Le désir et son interprétation,* séminaires de mai 1959).

tion reste une forme de mise en rapport : on peut facilement produire une liste – à proprement parler infinie – de rapports dont, à chaque fois, chacun des termes change, mais entre lesquels la même valeur de rapport se maintient : 1/2 vaut 3/6, qui valent 12/24 ou, de façon générique : $x/2x$.

Pour en venir à des situations plus cliniques, lorsque l'on fait valoir que l'objet en jeu dans certaines formes de névroses obsessionnelles mérite de s'appeler « merde », on ne vise pas tant l'étron au fond de sa cuvette, que cette activité de rétention/don qui soutient un fonctionnement pulsionnel. Et de même le fameux « sein ». Et le regard, qui n'est pas la vision, comme de même la voix qui ne se réduit pas au support sonore dans lequel s'exprime la parole. L'objet pulsionnel, saisi qu'il est dans une activité qui ne se ramène jamais à un objet passivement posé, trouve dans cet objet-coupure, dans ce « ça n'est pas ça », la définition la plus précise qui soit.

Mais nous retrouvons aussi bien ici nos déterminations essentielles de l'objet *a* : cette inadéquation restera forcément étrangère à la spécularité et à l'unité imaginaire qui caractérisent les objets substantifiés, les objets relativement stables de notre perception (ou de notre intellect).

La carte-du-dessus nous dévoile donc pour finir un peu ses dessous : non qu'il s'agisse d'un neuf de pique ou d'une dame de trèfle, ce dont ni A ni B n'ont cure[12], mais simplement qu'ici le « ça n'est pas ça » est donné d'avance : il suffit qu'elle soit prélevée du paquet pour qu'immédiatement « ça » ne soit plus « ça ».

Pourquoi un tel ratage serait-il promu à soutenir le sujet quand celui-ci s'éclipse, défaille et tombe dans le *fading* qui le caractérise dans son fonctionnement de sujet ? Pour le dire autrement : en quoi un tel objet *a* est-il à retenir comme l'objet du fantasme ?

On approche ici d'une intuition de Lacan dont il n'est plus temps de donner raison, mais dont le moins qu'on puisse dire, c'est qu'elle témoigne d'une appréhension du fantasme qu'on ne trouverait pas chez Freud. Ce dernier, frappé par la monotonie du fameux « On bat un enfant » présent dans tant de cures, y a cherché le paradigme d'une formation qui, en son centre – le « temps II » dudit fantasme – serait rigoureusement inconscient, *Ubw* pour tout dire. Mais lorsque le même Freud tente d'en préciser la genèse dans son texte sur Léonard de Vinci, il le fait presque exclusivement sur le modèle du rêve, finissant même par s'exclamer : « Pourquoi un fantasme d'enfance serait-il plus difficile [à déchiffrer] qu'un rêve[13] ? » Lacan aura cherché le fantasme au-delà de la trame

12. Ce « dessous-là » n'est ici, métaphoriquement bien sûr, que le signifié de la demande. On voit assez qu'il est alors, non pas « quelconque », mais *irrelevant*.

13. Sigmund Freud, *Un souvenir d'enfance de Léonard de Vinci*, Paris, Gallimard, coll. « Idées », p. 69.

imaginaire que l'élaboration secondaire, comme dans le rêve en effet, ne manque pas de lui donner au fil de la vie, au fil de la cure, avec des bonheurs inégaux comme il se doit la concernant.

Mais dès lors que le sujet était posé comme n'étant ni imaginaire ni symbolique (ni réel !) – et donc comme n'étant *rien* – il fallait à terme lui donner un objet jouissant des mêmes propriétés, à savoir une commune exclusion de la sphère de l'être. « L'objet *a* n'est aucun être[14] », pouvait dire Lacan le 22 octobre 1973, sans plus être arrêté par l'apparent paralogisme de sa phrase. Nulle surprise donc à ce que ce soit dans les mêmes années (1959-1962 environ) que ces deux entités aient trouvé conjointement leur régime de croisière, à partir d'une intuition première sur la nature du fantasme qu'il conviendrait d'aller visiter de plus près.

14. J. Lacan, *Encore, op. cit.*, p. 114.

Index

TABLE

Du même auteur

L'incomplétude du symbolique.
De René Descartes à Jacques Lacan
Paris, Epel, 1991

L'éviction de l'origine
Paris, Epel, 1994

Le lasso spéculaire.
Une étude traversière de l'unité imaginaire
Paris, Epel, 1997

Anatomie de la troisième personne
Paris, Epel, 1999

El caso inexistente. Una compilación clínica
Mexico, Epeele, 2006

Le pastout de Lacan.
Consistance logique, conséquences cliniques
Paris, Epel, 2006

C'est à quel sujet ?
Paris, Epel, 2009

Hiatus sexualis.
Du non-rapport sexuel selon Lacan
Paris, Epel, 2013

Une archéologie de la toute-puissance
D'où vient Ⱥ ?
Paris, Epel, 2014

Fabrication : Transfaire, 04250 Turriers

Dépôt légal : mars 2016

Imprimé en France par Présence Graphique - Monts.